rororo sport
Herausgegeben von Bernd Gottwald

Sabine Letuwnik

Bodytrainer

Brust und Arme

Das 10-Minuten-Programm
für eine tolle Figur

Mit Fotos von Horst Lichte

rororo
Rowohlt

13. – 17. Tausend Mai 1994

Originalausgabe
Veröffentlicht im Rowohlt Taschenbuch Verlag GmbH,
Reinbek bei Hamburg, Juni 1993

Umschlaggestaltung Peter Wippermann/Jürgen Kaffer
(Foto: Eberhard Weckenmann)
Layout Angelika Weinert
Satz Sabon und Frutiger PostScript, PM 4.2
Belichtung bei Langosch Grafik + DTP, Hamburg
Gesamtherstellung Clausen & Bosse, Leck
Printed in Germany
1290-ISBN 3 499 19408 2

Inhalt

Vorwort

Durch zwei Schwangerschaften habe ich viele Menschen kennengelernt, die ebenso wie ich möglichst schnell und effektiv zu einer Figur gelangen wollten, die (wieder) den eigenen Ansprüchen genügt. Diese persönliche Erfahrung war der Ansporn zur Entwicklung und Durchführung eines speziellen Figurtrainings. Das Übungsprogramm wurde, auch aufgrund der schnell sichtbaren Erfolge, sowohl von Frauen als auch von Männern so positiv angenommen, daß ich mich vor Angeboten zur Durchführung von Kursen kaum retten konnte.

Da mir dafür aber die Zeit fehlt, habe ich mich entschlossen, meine Erfahrungen und speziellen Übungen auf diesem Wege weiterzugeben.

Viele privat und beruflich stark eingespannte Menschen, besonders auch Frauen mit Kindern, haben nur wenig Zeit. Sie wollen sich möglichst zu Hause ein individuelles Programm zusammenstellen können, das wenig Zeit kostet. Obwohl Sie nur zehn Minuten für eine bessere Figur täglich investieren müssen, sollten Sie diese Zeit fest in Ihren Tagesablauf einplanen. Wenn Sie nicht gern allein üben, dann tun Sie sich mit einer Freundin oder einem Freund zusammen. Halten Sie sich an die vorgesehenen Termine, sonst kommt Ihnen immer wieder etwas dazwischen.

Betrachten Sie die Durchführung des *Bodytrainer*-Programms als angenehme Freizeitgestaltung, gewinnen Sie eine positive innere Einstellung zu den Übungen.

Danken möchte ich der Firma Reebok für die Ausstattung unseres Fotomodells Elke Diefenbach aus dem Sport- und Freizeitstudio «Highlight» in Usingen, die die Übungen für Sie demonstriert.
Ebenso danke ich dem Sport- und Gesundheitsstudio «Müller's Company» in Schmitten, in dem die Fotos aufgenommen wurden.

Viel Spaß und Erfolg wünscht

Sabine Letuwnik

Einsteigen –
Das sollten Sie wissen

Unser Leben ist durch Bewegungsarmut oder oft sehr einseitigen Bewegungsabläufen – ob im Alltag oder im Beruf – gekennzeichnet. Nicht selten entwickeln sich dabei Fettpolster und eine Muskulatur ohne jede Grundspannung. Bei Frauen stellen Schwangerschaften fast immer ein einschneidendes, «figürliches Erlebnis» dar. Es fällt schwer, das Gewicht und die Figur wie vor der Schwangerschaft zu erreichen.
Ist man erst einmal mit seiner Figur unzufrieden, leidet auch das Selbstbewußtsein darunter. Viele übergewichtig gewordene Menschen zeigen sich nicht mehr im Schwimmbad oder am Strand, sportliche Betätigungen rücken in immer weitere Ferne, und schon geringe Anstrengungen lassen manch einen aus der Puste geraten und nach einer Pause verlangen.

Entscheiden Sie sich für eine bessere Fitness und mehr Gesundheit, für eine bessere Figur und für mehr Selbstbewußtsein.

Wenn Sie die *Bodytrainer*-Übungen in diesem Buch regelmäßig durchführen, werden Sie **dauerhaft** eine verbesserte Figur haben. Die Übungen sind wissenschaftlich fundiert und keine Modeerscheinungen, wie sie immer wieder neu aus den USA kommen.
Die *Bodytrainer*-Übungen sind **schonend und effektiv.** Im Gegensatz zu gehaltenen Übungen mit nur geringen Bewegungsabläufen werden die Bewegungen des *Bodytrainer*-Programms weiträumiger und dynamisch-kontrolliert durchgeführt. Das Prinzip meiner Übungen ist eine hohe Wiederholzahl bei geringen Widerständen (Intensitäten).

Dies hat mehrere Vorteile:

- Der Kalorienverbrauch ist bedeutend höher als bei gehaltenen Übungen.
- Das richtige Funktionieren Ihrer Gelenke wird langfristig sichergestellt, die Gelenke werden belastbarer.
- Während des Übens sollte der Atem nicht angehalten werden, jederzeit sollte ruhig und gleichmäßig geatmet werden. Dies ist bei gehaltenen Übungen oder bei Übungen mit nur geringem Bewegungsausschlag nicht immer möglich.

- Durch die Ausrichtung der Übungen auf die Zonen, die Sie ganz besonders formen wollen, lassen Sie unnötige Übungen weg, sparen Zeit und üben äußerst effektiv.

Wie Sie sehen können, hat das *Bodytrainer*-Programm handfeste Vorteile. Machen Sie mit, und lassen Sie sich durch Ihre Erfolge überzeugen!
Außer dem *Bodytrainer* für «Brust und Arme» gibt es die *Bodytrainer* für «Bauch, Taille, Hüfte» (Band 9407) und «Po und Beine» (Band 9409).
Wollen Sie noch mehr für Ihre Fitness und Gesundheit tun, bieten sich weitere Bücher aus der Reihe rororo sport an:
Fitness für Frauen (Band 8681), Fitness für Männer (Band 8687), Fitnessgymnastik (Band 8636), Ausdauergymnastik (Band 8693), Fit durch Muskeltraining (Band 8611), Aqua-Training (Band 8698), Fitnessernährung (Band 8648) und das Fitness-Kochbuch (Band 8694).

Tips für den Alltag

An dieser Stelle noch einige Tips für den Alltag: Ergänzen Sie Ihr *Bodytrainer*-Programm, indem Sie sich schon morgens beim Aufstehen rekeln und strecken.
Stützen Sie sich bei der morgendlichen Toilette vor dem Spiegel mit leicht gebeugten Ellbogen auf. Verlagern Sie Ihr Körpergewicht auf die Arme, spannen Sie die gesamte Arm-, Brust- und Schultergürtelmuskulatur an, und halten Sie die Spannung für einige Sekunden. Wiederholen Sie diese Übung jeden Morgen mehrfach.
Im Verlauf des Tages können Sie ebenfalls Positives für Ihren Arm-Schulterbereich tun. Wann immer Sie Zeit haben, heben, senken und kreisen Sie die Schultern vor und zurück. Besonders wirkungsvoll ist diese Übung, wenn Sie Ihre Einkäufe rechts und links in gleich schweren Taschen tragen.

So funktioniert das Bodytrainer-Programm

Erfolge für die Formung von Brust und Armen können Sie nur dann erzielen, wenn Sie täglich **10 bis 30 Minuten** üben. Ebenso wichtig wie die Häufigkeit der Übungen ist es, dauerhaft, d.h. über mehrere Wochen und Monate zu üben. Hier ist tatsächlich einmal keinmal.

Nach nur kurzer Zeit, meist nach nur ein oder zwei Übungssequenzen, fühlen Sie sich **wohler und straffer**, denn durch das *Bodytrainer*-Programm erhöht sich innerhalb kürzester Zeit der Spannungszustand der Muskulatur, der sogenannte Tonus. Dies führt spontan zu einem besseren Wohlbefinden.

Meßbare Zuwächse Ihrer **Fitness** können, abhängig von Ihrem konditionellen Zustand, schon nach einer Woche festgestellt werden. Erste positive, sicht- und meßbare Ergebnisse einer verbesserten Figur können Sie nach zwei bis sechs Wochen verzeichnen.

Sie müssen nur dranbleiben! Voraussetzung dafür ist, daß Sie das Training ernst nehmen und sich auf die Übungen konzentrieren. Überwinden Sie sich auch mal dann, wenn's anstrengend wird, wenn Sie ins Schwitzen kommen. Tatsächlich: «Ohne Fleiß kein Preis».

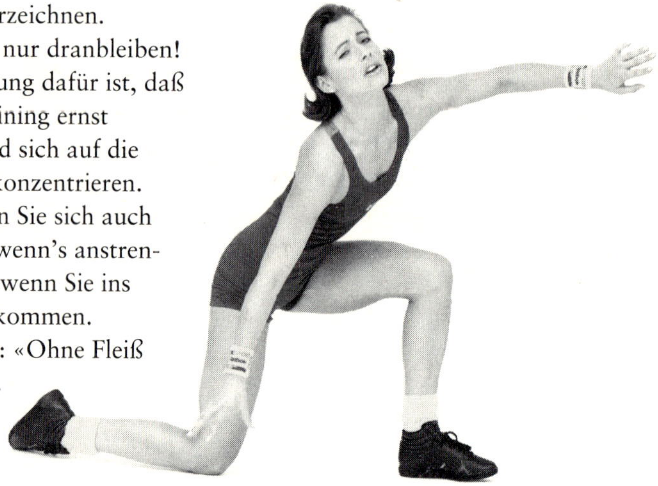

Effekte körperlichen Trainings

- ❑ verbessertes Allgemeinbefinden
- ❑ verbessertes Selbstwertgefühl
- ❑ verbessertes Körperbewußtsein
- ❑ geringere Depressionsneigung, verringerte Unruhe
- ❑ vermehrte Ausgeglichenheit
- ❑ erholsamer Schlaf
- ❑ verbessertes Sozialverhalten, vermehrte Kontakte
- ❑ verbesserte Konzentrationsfähigkeit
- ❑ verbesserte Stressbewältigung
- ❑ verminderter Konsum von Alkohol und Medikamenten
- ❑ bewußteres Ernährungsverhalten
- ❑ vermindertes Übergewicht, Fettabbau
- ❑ Schutz vor Herz-Kreislauf-Erkrankungen
- ❑ Senkung des Fettspiegels im Blut
- ❑ gestärkte Widerstandskraft gegenüber Krankheiten
- ❑ verbesserte Verdauungstätigkeit

Die *Bodytrainer*-Übungsprogramme sind auf bestimmte Zonen Ihres Körpers ausgerichtet, das Gewebe soll gestrafft werden. Ob an den Armen, der Brust, dem Bauch, dem Gesäß oder den Beinen – immer liegt Muskulatur unter dem Bereich, den Sie am liebsten verändern möchten. Wenn sie diese Muskulatur gezielt beüben, verlieren Sie Körperfett. Parallel dazu werden Ihre Muskeln fester (Tonuserhöhung). Nach einigen Übungssequenzen nimmt Ihre Muskulatur zu, das Fettgewebe weiter ab. Ihre Figur wird durch den höheren Anteil an Muskulatur und den geringeren Anteil an Körperfett ‹fester›. Viele Frauen haben Angst, zuviel Muskelmasse zu entwickeln. Hier kann ich Sie beruhigen. Um dieses zu erreichen, sind die meisten Frauen, vom Hormonhaushalt her gesehen, völlig ungeeignet. Es müßte ein spezielles Bodybuilding-Training durchgeführt werden, was mit dem *Bodytrainer*-Programm nichts gemeinsam hat.

Ein weiterer und nicht zu unterschätzender Effekt des *Bodytrainer*-Programms ist die Verbesserung Ihrer *Haltung* – und eine gute Haltung ist ein wesentlicher Bestandteil einer guten Figur.

Appetit und Bodytraining

Um Ihre Traumfigur zu erreichen, sollten Sie sich darüber im klaren sein, daß körperliche Übungen allein nicht genügen. Die Figur ist auch immer abhängig von der Vererbung, dem Körperbautyp, sie ist im wesentlichen durch die Nahrungsaufnahme und den Nährstoffverbrauch zu beeinflussen. Nehmen Sie mehr Kalorien zu sich, als Sie verbrauchen können, werden Sie unweigerlich zunehmen. Nehmen Sie also weniger zu sich, essen Sie gesünder, fettärmer, *und* führen Sie das *Bodytrainer*-Programm durch.

Fett wird abgebaut, indem Sie z.B. durch sportliche Übungen einen erhöhten Energieverbrauch haben, aber gleichzeitig der Energiebedarf aus der aufgenommenen Kalorienmenge nicht gedeckt werden kann. Daraufhin werden Fette aus dem Fettgewebe gelöst und zu Energie zerlegt, Sie verlieren an Körpergewicht. Um diesen Prozeß in Gang zu setzen, eignet sich das *Bodytrainer*-Programm ganz besonders. Darüber hinaus können Sie durch das *Bodytrainer*-Programm *gezielt* Einfluß auf Ihre Figur nehmen.

Übungen mit hohen Wiederholungszahlen und leichten bis mittleren Widerständen (Gewichten), wie sie im *Bodytrainer*-Programm angeboten werden, hemmen erfahrungsgemäß den Appetit. Legen Sie Ihre Übungen ein bis zwei Stunden vor die übliche Essenszeit. Sie werden über Ihren gezügelten Appetit staunen. Oder Sie lassen das Essen auch einmal ausfallen und legen das *Bodytrainer*-Programm auf den Zeitpunkt einer Mahlzeit, es lohnt sich!

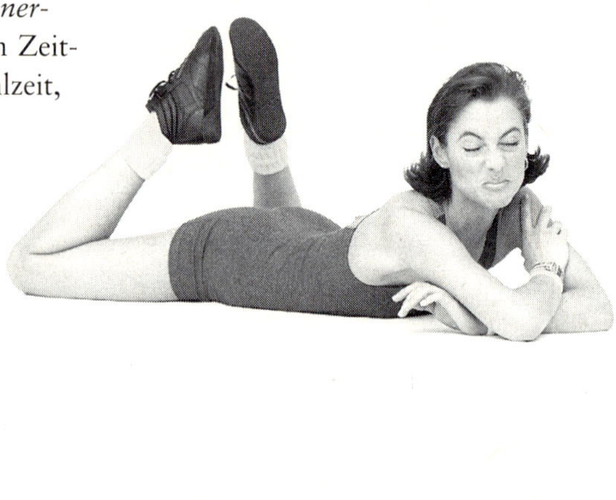

Bevor Sie beginnen

Wie alt sind Sie?

Wenn Sie maximal dreißig Jahre alt sind und sich als gesund und sportlich aktiv einstufen, dann können Sie sofort starten.

Wenn Sie über dreißig Jahre alt und gesund sind, sollten Sie es langsam angehen lassen; besonders dann, wenn Sie in den letzten Jahren keinen Sport getrieben haben. Beginnen Sie mit dem Programm der Stufe 1. Erst wenn Sie es problemlos schaffen, wählen Sie das Programm der Stufe 2.

Wenn Sie untrainiert und über vierzig Jahre alt sind, sollten Sie sich vor Aufnahme des Übungsprogramms bei Ihrem Hausarzt bezüglich Ihrer Gesundheit rückversichern.

Sind Sie gesund?

Wenn Sie an Krankheiten leiden, an akuten oder schon länger zurückliegenden Verletzungen oder wenn Sie organische oder orthopädische Schäden haben, dann sollten Sie unabhängig von Ihrem Alter vor Aufnahme der *Bodytrainer*-Übungen den Arzt befragen. Der Arzt kann Empfehlungen aussprechen, ob Sie z.B. einige Übungen bevorzugt einsetzen bzw. andere Übungen aus dem Programm streichen sollten.

Sind Sie Anfängerin oder schon Fortgeschrittene?

Als Anfängerin sollten Sie auf jeden Fall mit dem Programm der Stufe 1 beginnen. Wenn Sie es locker schaffen und ohne folgende Beschwerden (Muskelkater) überstehen, dann können Sie sich schon etwas mehr zumuten und zur Stufe 2 wechseln.

Sind Sie übergewichtig?

Wenn Sie (noch) übergewichtig sind, sollten Sie besonders darauf achten, daß Ihr Rücken während der Übungen angespannt ist. Anfangs sollten Sie Sprünge vermeiden, ganz besonders Sprünge auf einem Bein. Ihre Gelenke werden sonst in kurzer Zeit von den ungewohnten Bewegungen, aber auch durch Ihr hohes Gewicht bedingt, überlastet sein und zu schmerzen beginnen.

Messen Sie sich nicht mit den ganz schlanken Personen. Um einige Kilo zuviel an Gewicht zu bewegen, ist eine höhere Leistung vonnöten als bei einem sehr schlanken Menschen. Da Sie gewichtsbedingt mehr leisten müssen, kommen Sie leichter aus der Puste. Strengen Sie sich, ohne falschen Ehrgeiz, trotzdem kräftig an. Setzen Sie auf die Zeit, auf die sich zunehmend entwickelnde Fitness und die angestrebten Gewichtsverluste.

Die Übungssequenz: Warm-up – Bodytrainer – Cool-down

Eine sportliche Übungssequenz ist dreigeteilt. Das *Bodytrainer*-Programm beginnt immer mit den vorbereitenden Übungen (Warm-up). Daran schließt sich das eigentliche *Bodytrainer*-Programm an, das in den Ausklang übergeht, man nennt das auch Cool-down.

Das **Warm-up** dient der Einstimmung auf die künftige Belastung. Der Organismus wird ‹eingepegelt›. Steigern Sie nur langsam die Belastungen, fordern Sie sich am Anfang einer Übungseinheit nicht zu stark, denn um so schneller wird die Ermüdung oder gar Erschöpfung eintreten.
Betrachten Sie die vorbereitenden Übungen nicht als notwendiges Übel, sondern gestalten Sie sie abwechslungsreich und motivierend. Je besser Ihr Fitnessgrad ist, desto längere Zeit sollten Sie zum Aufwärmen verwenden.
Morgens ist eine etwas längere Aufwärmzeit vonnöten als abends; bei warmer Umgebungstemperatur ist das Aufwärmen gegenüber kalten Temperaturen kürzer.

Dann kommen die **Bodytrainer**-Übungen, die den Brust- und Armbereich besonders ansprechen. Da Sie nach dem Warm-up schon gut vorbereitet sind, sollten Sie nun auch vor anstrengenden Belastungen nicht zurückschrecken. Die alte Weisheit «ohne Fleiß kein Preis» hat beim sportlichen Üben ihre besondere Gültigkeit.

Das **Cool-down** soll dann den Stoffwechsel beruhigen. Der physisch und psychisch auf Leistung eingepegelte Organismus wird langsam wieder in den Ruhezustand zurückgeführt. Verlangen Sie jetzt dem

Körper keine hohen Leistungen mehr ab. Das Cool-down sorgt für Ihre bessere Erholung und steigert die Lust auf das nächste Mal. Beenden Sie das *Bodytrainer*-Programm zu einem Zeitpunkt, zu dem Sie noch nicht ‹völlig geschafft› sind. Schlimmstenfalls verlieren Sie die Lust auf das nächste Mal, da das letzte Mal so anstrengend erschien... und das kann nicht in Ihrem Interesse liegen!

Soviel Zeit müssen Sie sich nehmen

Die Frage nach dem Zeitaufwand wird immer wieder gestellt, es gibt aber keine allgemeingültige Antwort, sie kann nur individuell gegeben werden. In der Praxis hat es sich gezeigt, daß bei täglichem Üben ca. 10 Minuten reine Übungszeit (*Bodytrainer*-Teil) genügen, um die Übungsziele zu verwirklichen.
Wenn Sie jedoch nur dreimal in der Woche üben, sollte die Übungszeit auf jeweils ca. 20 bis 30 Minuten ausgedehnt werden.
Als Anfänger(in) muß man noch häufig Übungen nachschlagen und benötigt noch deutlich längere Pausen. Als Fortgeschrittene(r) sind Ihnen die Übungen zunehmend bekannt. Durch Ihre verbesserte Fitness benötigen Sie nicht mehr so lange Pausen; die Übungsdauer kann sich dadurch verkürzen.
Wichtig ist es, daß Sie zum Üben eine positive innere Einstellung finden. Das *Bodytrainer*-Programm ist Freizeit – und davon kann man nie genug bekommen.

So können Sie Ihre Erfolge überprüfen

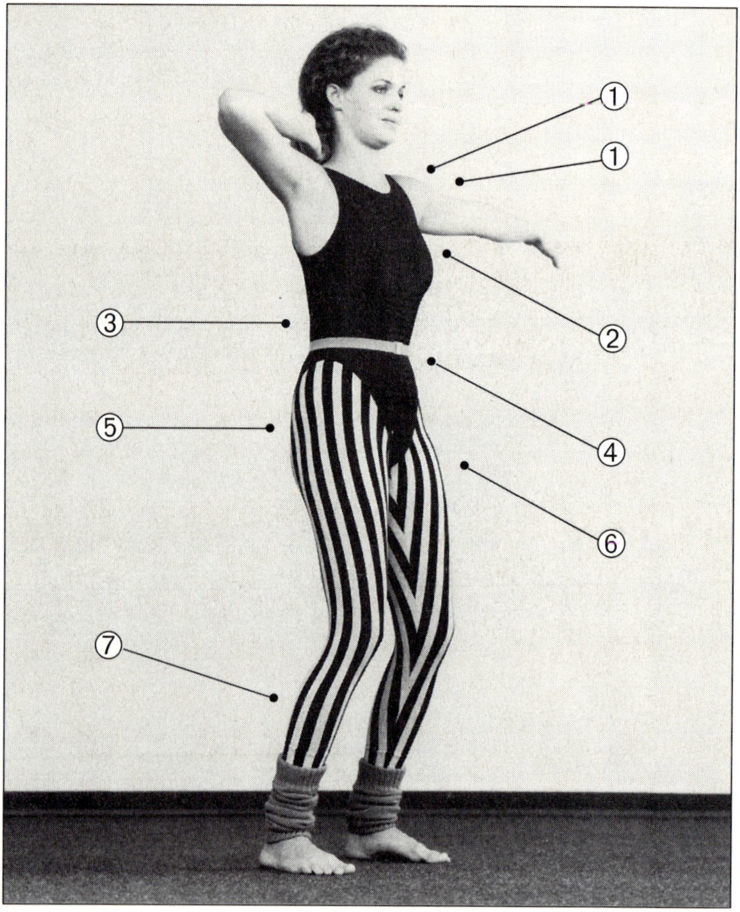

Kontrollieren Sie konsequent vor Beginn einer *Bodytrainer*-Übungsstunde Ihr Gewicht. Es kann als Ansporn, aber auch als Mahnung wirken. Messungen der Körperumfänge dienen der Erfolgskontrolle und sollten möglichst immer von derselben Person (Sie selbst, Freundin/Freund) durchgeführt werden. Führen Sie die Messungen in festen Zeitabständen, z.B. einmal je Woche, durch.
Protokollieren Sie sorgfältig Ihr Körpergewicht und die Ergebnisse der Körperumfangsmessungen.
Auf dem Foto links sind neben den Arm- und Brustmeßpunkten noch weitere eingezeichnet. Da das *Bodytrainer*-Programm «Brust und Arme» durchaus positive Auswirkungen auf die gesamte Figur hat, ist es zu empfehlen, die Umfangsmaße an den anderen Meßpunkten mitzuerfassen.

	Meßpunkte
① **Oberarm**	**Ansatz des Deltamuskels (alternativ des Bizeps) bei nach vorne angehobenem Arm**
② **Brustumfang**	**In Höhe der Brustwarze. Es ist darauf zu achten, daß das Maßband korrekt um den Körper gelegt wird.**
③ **Taille**	Am unteren Rippenbogen
④ **Bauchnabel**	Drei Zentimeter unterhalb des Bauchnabels wird der Bauchumfang gemessen.
⑤ **Hüfte (inkl. Gesäß)**	Am Punkt des größten Umfangs
⑥ **Oberschenkel**	Fünf Zentimeter unterhalb des Schambeins. Es ist darauf zu achten, daß das Maßband korrekt um das Bein gelegt wird.
⑦ **Wade**	Am Punkt des größten Umfangs

So sollten Sie sich kleiden

Bei der Fitnesskleidung ist darauf zu achten, daß Naturfasern (Baumwolle) oder speziell entwickelte Fasern (Taktel, Goretex) besser zu tragen sind als Kleidungsstücke mit ungeeigneten Kunstfasern. Diese bilden kalten Schweiß auf der Haut und entwickeln einen unangenehmen (Schweiß-)Geruch. Tragen Sie lieber mehrere leichte Kleidungsstücke als nur ein schwereres. Elastische und weite Kleidung ist angenehmer zu tragen als zu enge Kleidung, die am Körper klebt.
Gymnastiklatschen oder Joggingschuhe sind zum Üben zu Hause nur wenig geeignet. Die Gymnastikschuhe geben keinen festen Halt und verfügen über kein Fußbett. Joggingschuhe besitzen meist eine sehr breite Laufsohle; wenn Sie mit diesen Schuhen umknicken, sind die Folgen für Ihr Sprunggelenk meist schwerwiegend. Für die Gymnastik sollten Sie normale Sportschuhe mit flachen Sohlen benutzen, im Fachhandel gibt es auch Schuhe z.B. für Aerobic, die gut geeignet sind.

Trainieren –
Das können Sie tun

Regeln, die Sie immer einhalten sollten

- Vermeiden Sie **Preßatmung!** Besonders Anfängerinnen neigen dazu, immer dann, wenn es anstrengt, die Luft anzuhalten. Atmen Sie ruhig und gleichmäßig. Atmen Sie aus, wenn Sie die Muskulatur anspannen und einen Widerstand überwinden.
  Ein Tip: Wenn es mit der richtigen Atmung nicht klappen sollte, zählen Sie leise jede Wiederholung mit, dadurch sind Sie gezwungen, auch während der Übung immer zu atmen!
- Ebenso wichtig wie die Atmung sind die **richtige Körperhaltung** und die **korrekte Technik**. Lesen Sie die Übungsbeschreibungen sorgfältig durch. Vergleichen Sie die Beschreibungen mit den Fotos. Beginnen Sie erst dann mit der Übung.
- **Konzentrieren** Sie sich. Gerade Warm-up, gymnastische Elemente oder das Stretching werden häufig ‹so nebenbei› erledigt. Unkonzentriertheit, Ermüdung und Überforderung sind häufige Ursachen von Verletzungen, z.B. dem Umknicken im Fußgelenk.
- Ebenso konzentriert wie das Warm-up sollten Sie auch das **Cool-down** betreiben. Es entspannt, lockert die Muskulatur und bringt Ihren Kreislauf wieder runter. Nun haben Sie viel mehr Lust auf das nächste Mal, denn wenn Sie das Bodytraining völlig erschöpft beenden, dann könnte es sein, daß Sie sagen: «Nie wieder», und das ist nicht in Ihrem Interesse!

Warm-up

Bevor Sie in den Hauptteil, den speziellen Bodytrainer, einsteigen, sollten Sie immer die folgenden Übungen durchführen.
Das Herz-Kreislauf-System wird ebenso wie die Muskulatur, die Sehnen, Bänder und Kapseln auf die künftige Belastung vorbereitet. Ihre Bewegungen werden geschmeidiger und fallen Ihnen zunehmend leichter.
Zum Warm-up können Sie Musik als Rhythmusgeber einsetzen, während des Bodytrainer-Teils sollten Sie sich aber ganz bewußt auf die Übungen ohne musikalische Begleitung konzentrieren.

Laufen Sie locker auf der Stelle. Nehmen Sie Ihre Arme mit, und federn Sie bewußt in den Knie- und Fußgelenken.

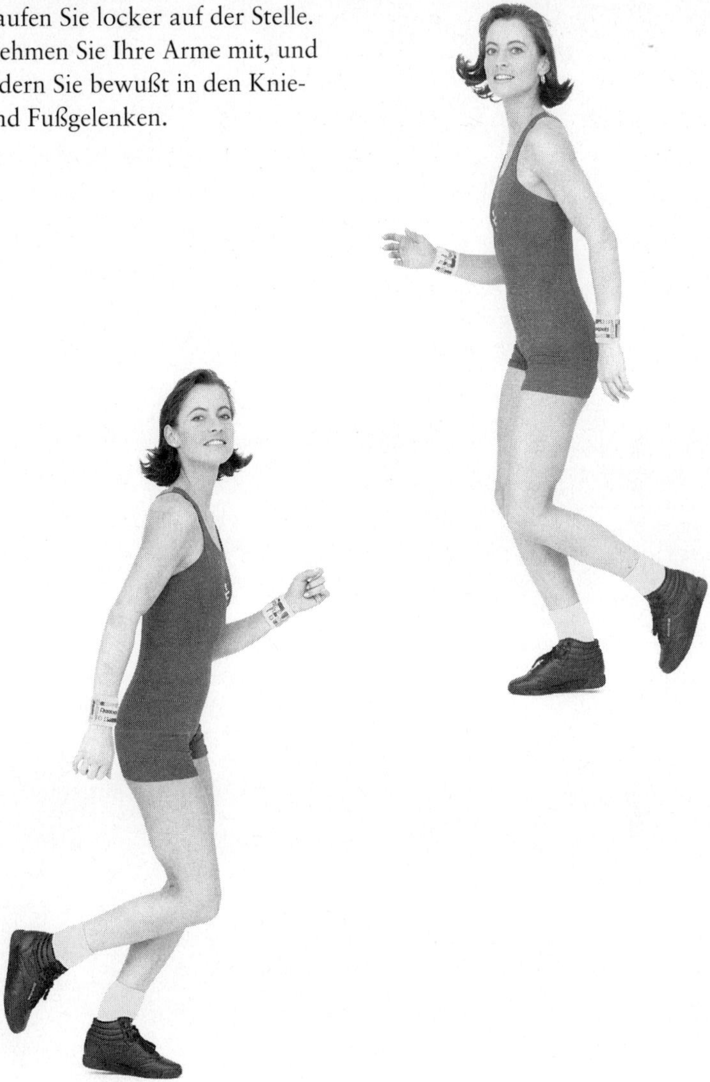

Belastungsdauer

1 bis 3 Minuten

Leichter Grätschstand: Berühren Sie wechselweise mit einer Hand den gegenüberliegenden Fuß.

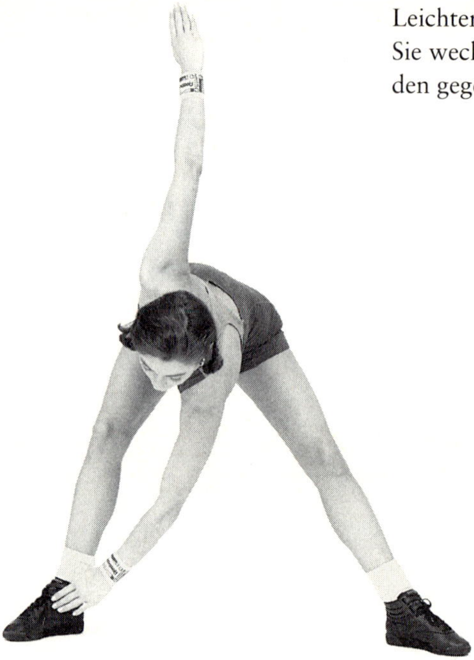

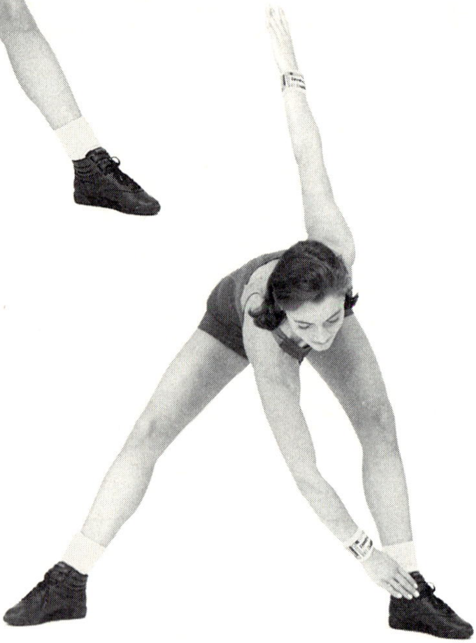

Belastungsdauer

30 sec bis 1 Minute

Berühren Sie abwechselnd mit dem einen Knie den gegenüberliegenden Ellbogen.

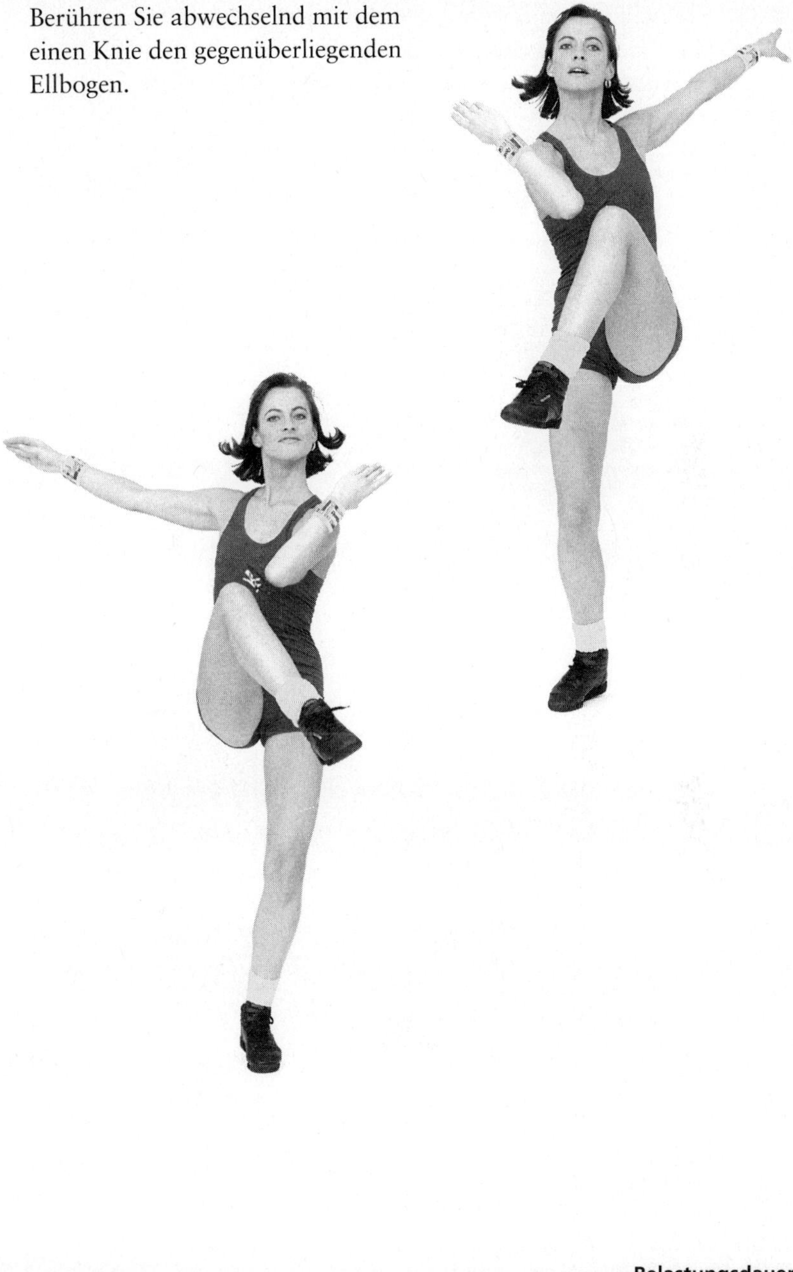

Belastungsdauer

30 sec bis 1 Minute

Hampelmann: Hüpfen Sie abwechselnd von einer Position in die andere. Wenn Sie noch nicht so fit sind, können Sie in der Position mit geöffneten Beinen einige Male nachfedern, bevor Sie in die Schlußposition springen.

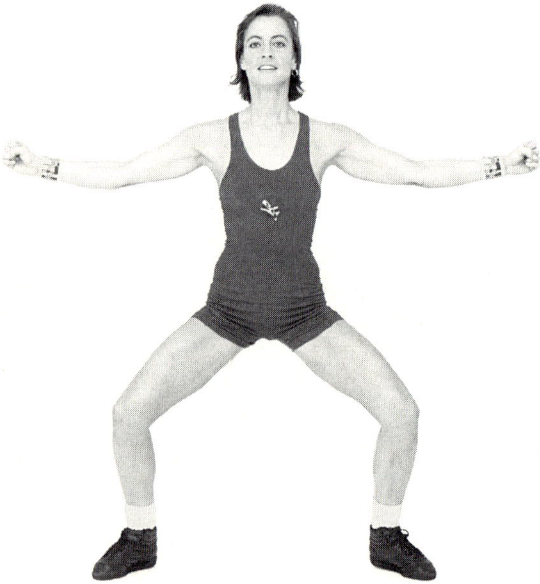

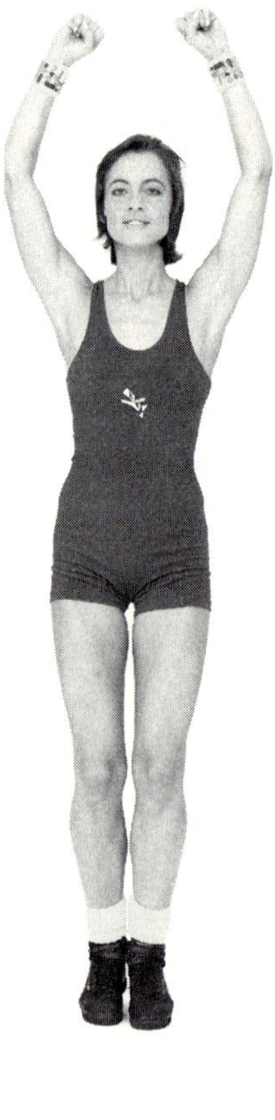

Belastungsdauer

30 sec bis 1 Minute

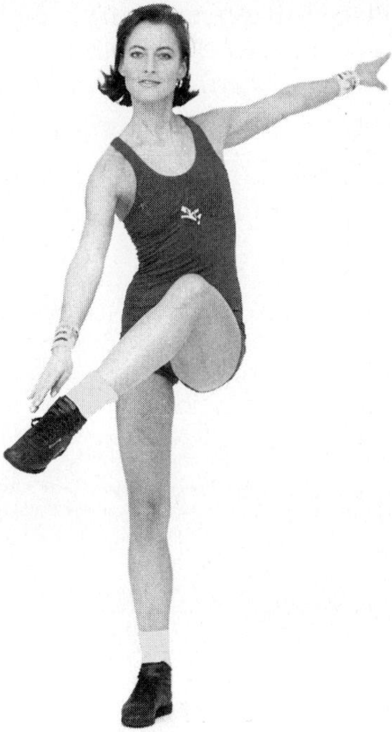

Führen Sie die rechte Hand und den linken Fuß im Wechsel vor und hinter dem Körper zusammen. Wenn Sie schon fitter sind, federn oder hüpfen Sie dabei.

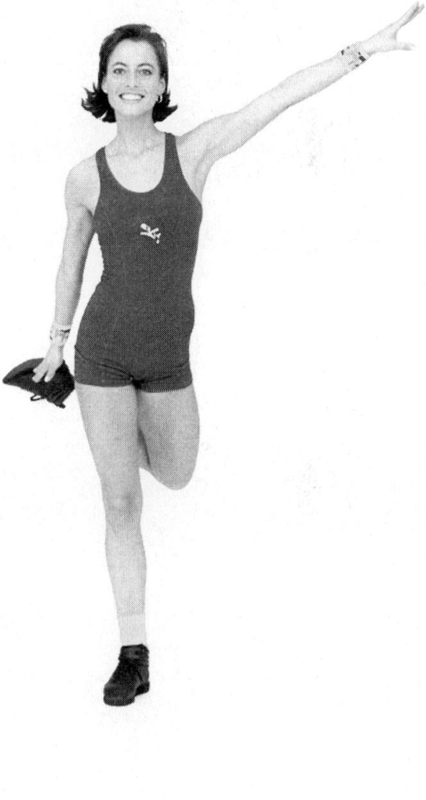

Belastungsdauer

30 sec bis 1 Minute

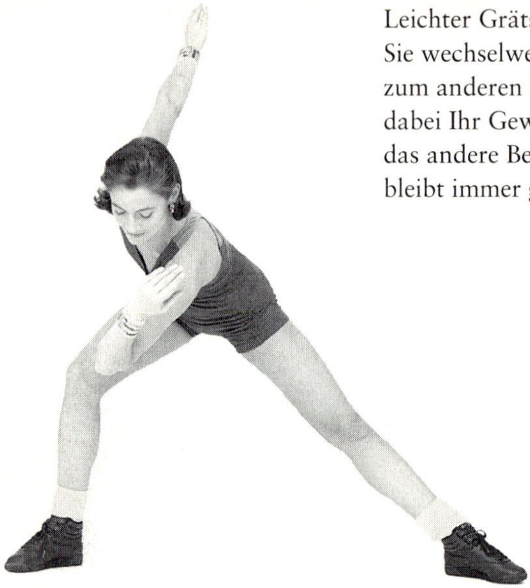

Leichter Grätschstand: Führen Sie wechselweise einen Ellbogen zum anderen Knie; verlagern Sie dabei Ihr Gewicht von einem auf das andere Bein. Der Rücken bleibt immer gerade.

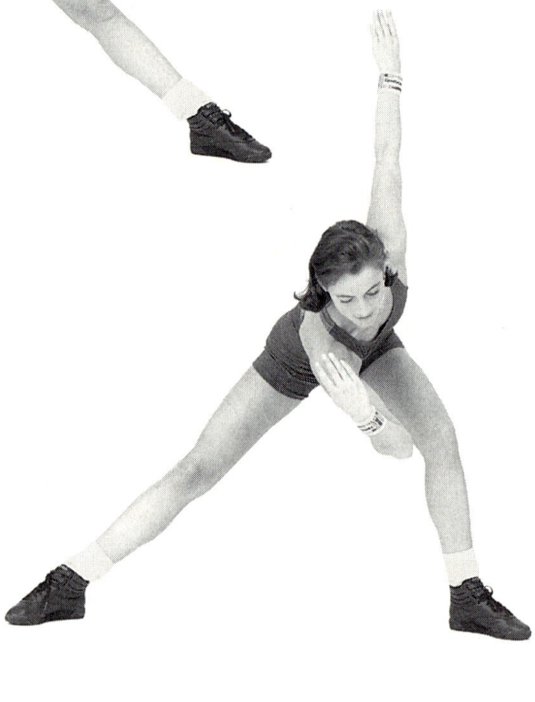

Belastungsdauer

30 sec bis 1 Minute

Strecken Sie die Arme nach oben,
und winkeln Sie ein Kniegelenk an.
Gleichzeitig ziehen Sie die Ellbogen
der gebeugten Arme nach unten.
Ohne Pause (Zwischenschritt)
die Seite wechseln.

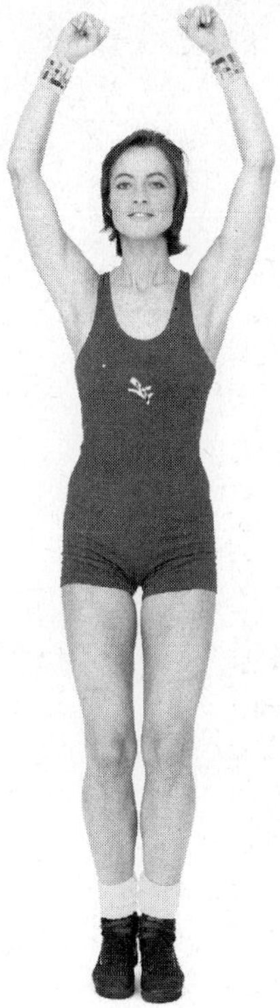

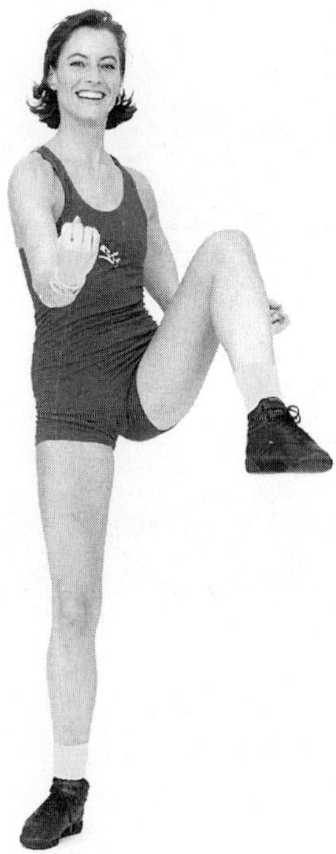

Belastungsdauer

30 sec bis 1 Minute

Grätschstand: Verlagern Sie Ihr Gewicht von einem auf das andere Bein, das freie Bein wird hinter dem Körper gebeugt.

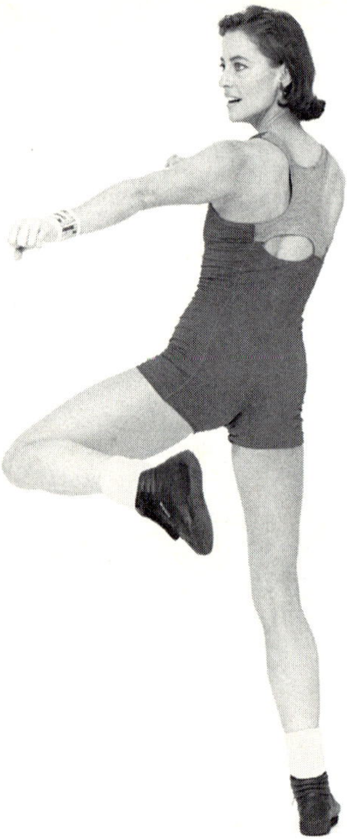

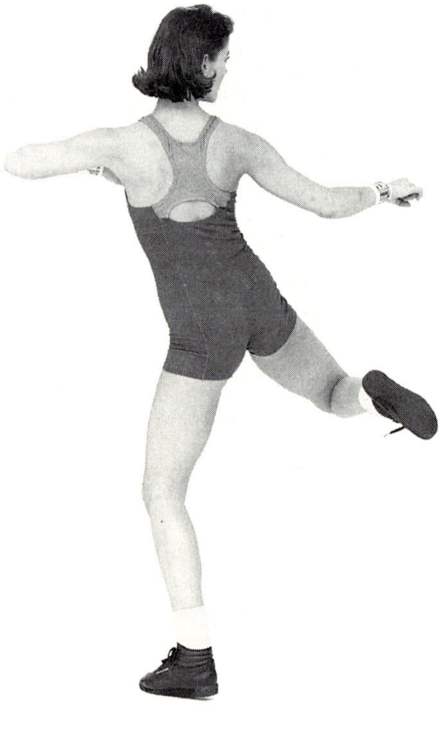

Belastungsdauer

30 sec bis 1 Minute

Senken und heben Sie den Kopf. Halten Sie jede Position für 2–3 Sekunden.

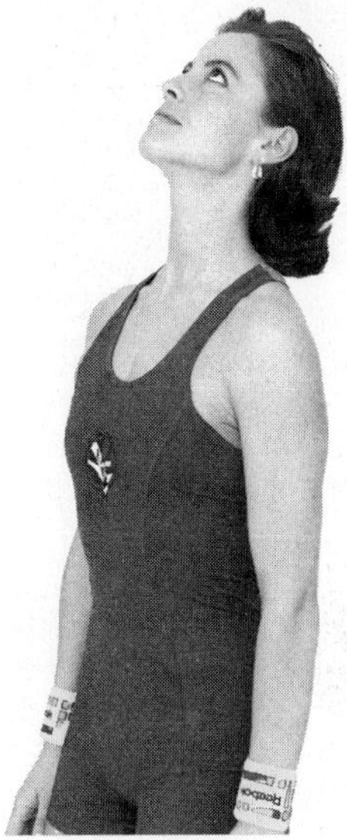

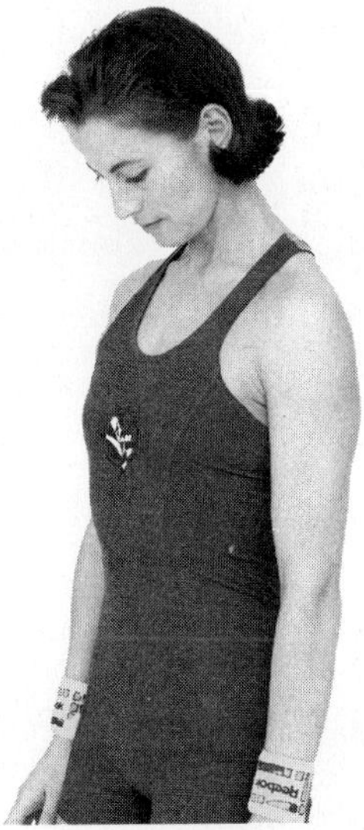

Belastungsdauer	Pause
3mal 20 sec	20 sec

Der Bodytrainer für Brust und Arme

Lesen Sie zuerst die Übungsbeschreibungen intensiv durch, schauen Sie die Bilder an, und üben Sie erst dann aktiv.
Zu jeder Übung finden Sie unten auf der Seite die Angaben zu den Belastungen. Sind Sie Anfänger, sollten Sie sich an der Stufe 1 orientieren, wenn Sie schon fortgeschritten sind, an der Stufe 2.
Um einen optimalen Effekt zu erzielen, ist es gerade bei den Übungen für die Arme wichtig, die Bewegungen langsam und gleichmäßig und unter ständiger Anspannung der Muskulatur durchzuführen.
Wenn Sie fortgeschritten sind, können Sie die gezeigten Übungen auch mit Zusatzgewichten (Heavy-Hands, Kleinhanteln) durchführen. Dadurch steigt die Effektivität der Übungen.
Einige Übungen sind unter Zuhilfenahme eines elastischen Bandes (Thera-Band) dargestellt. Es ist besonders gut für diese Übungen geignet. Sie können diese Übungen jedoch auch mit anderen Gummiseilen durchführen.
Bei Übungen im Knien oder im Liegen sollten Sie eine weiche Unterlage benutzen (Matte, Handtuch o. ä.).

Neigen Sie Ihren Kopf langsam im Wechsel zur einen und zur anderen Seite. Schauen Sie dabei immer geradeaus.

Variation
In der jeweiligen Endposition für einige Sekunden verharren.

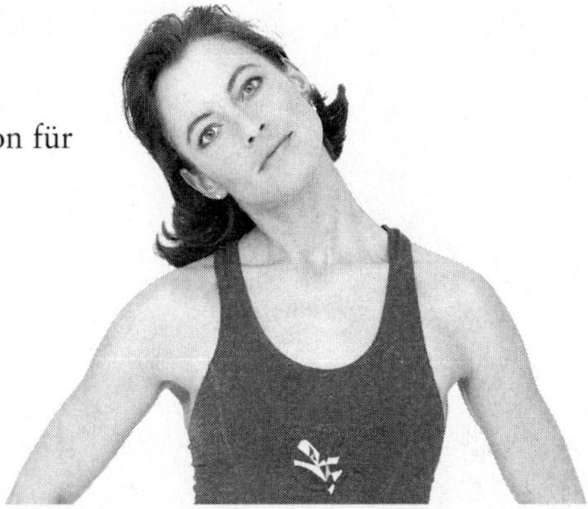

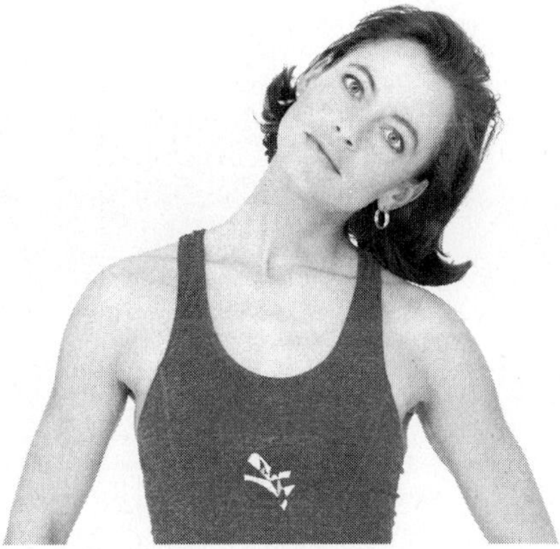

	Stufe 1	Stufe 2
Wdh.	8–10	15–20

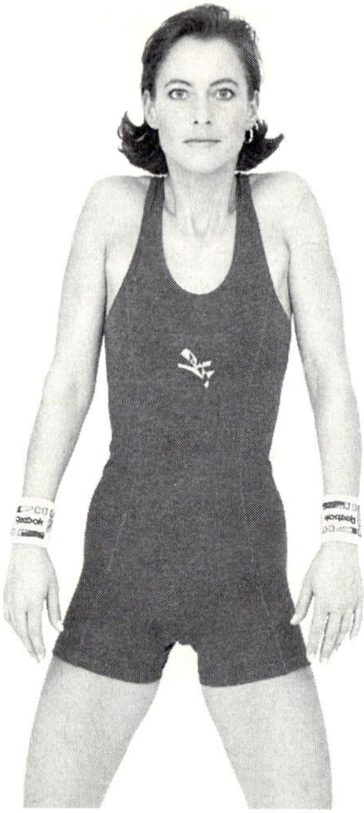

Ziehen Sie nur die Schultern nach oben.

Variationen

- Im Wechsel die rechte und linke Schulter nach oben ziehen.
- Eine oder beide Schultern nach vorne und nach hinten kreisen.
- Beide Schultern kreisen.

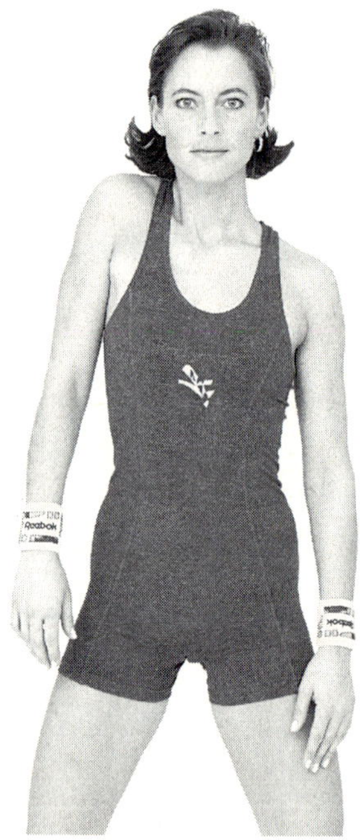

	Stufe 1	Stufe 2
Wdh.	8–10	15–20

Nach vorn gezogene Schultern und leicht einwärts gedrehte Arme: Ziehen Sie die Schultern im Wechsel nach vorne und nach hinten.

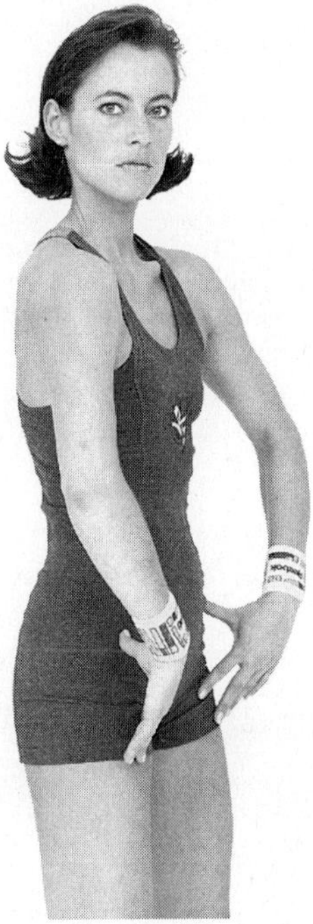

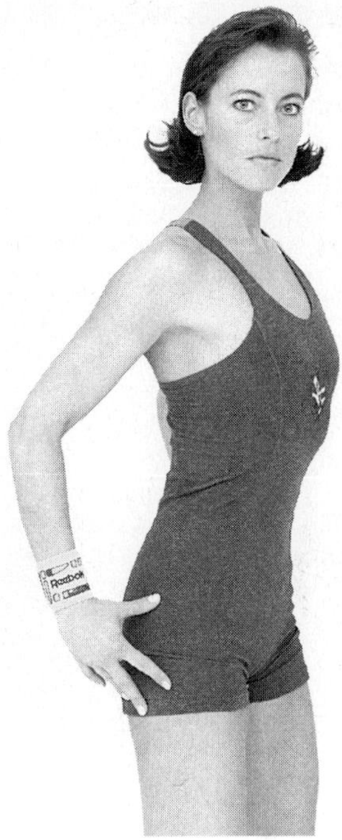

	Stufe 1	Stufe 2
Wdh.	8–10	15–20

Bewegen Sie die Schultergelenke vor und zurück.

Variation
Die Arme nach seitlich-unten strecken und wieder in die Ausgangsposition zurückführen.

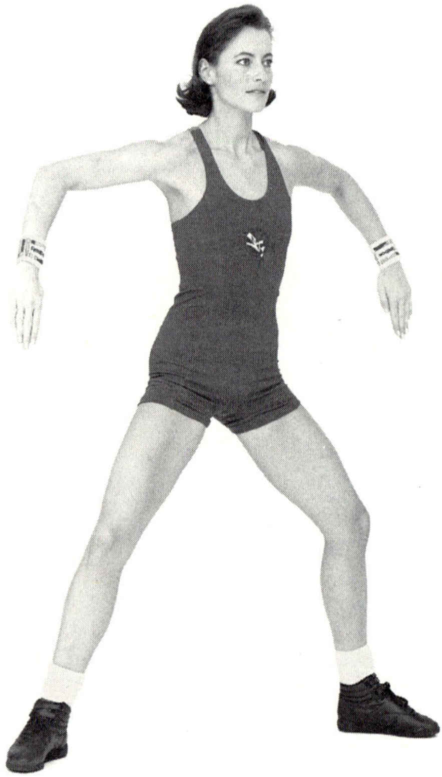

	Stufe 1	Stufe 2
Wdh.	8–10	8–10
Pause	15 sec	15 sec
Wdh.	8–10	8–10
Pause	–	15 sec
Wdh.	–	8–10

Führen Sie die gestreckten Arme vor dem Körper zusammen und wieder auseinander.

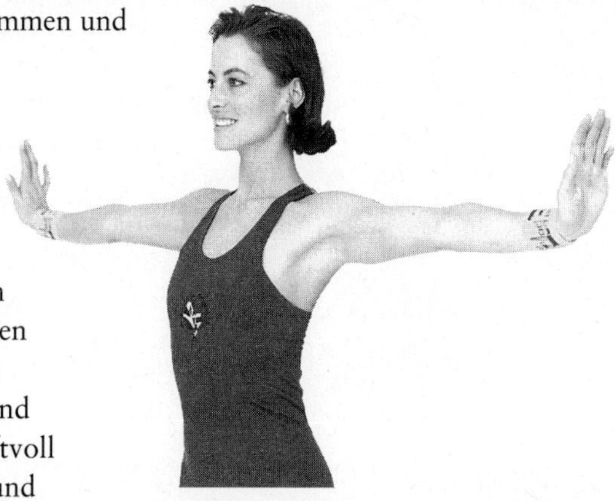

Variation
Wechselweise nur den rechten bzw. den linken Arm nach außen und zurückführen. Während dieser Bewegung kraftvoll die Fäuste schließen und öffnen (zusätzliche Wirkung auf die Unterarmpartie).

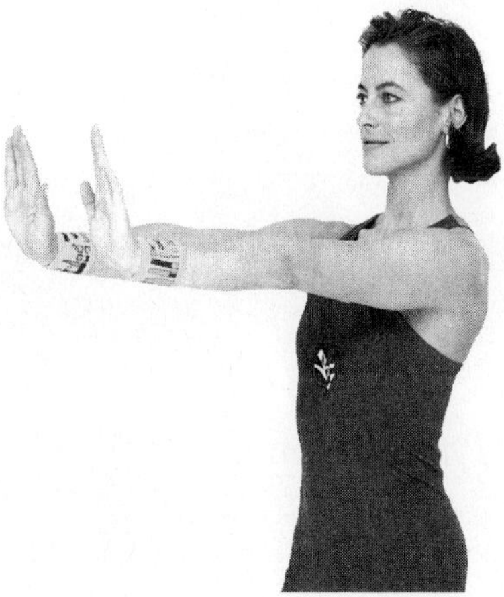

	Stufe 1	Stufe 2
Wdh.	8–10	8–10
Pause	–	15 sec
Wdh.	–	8–10

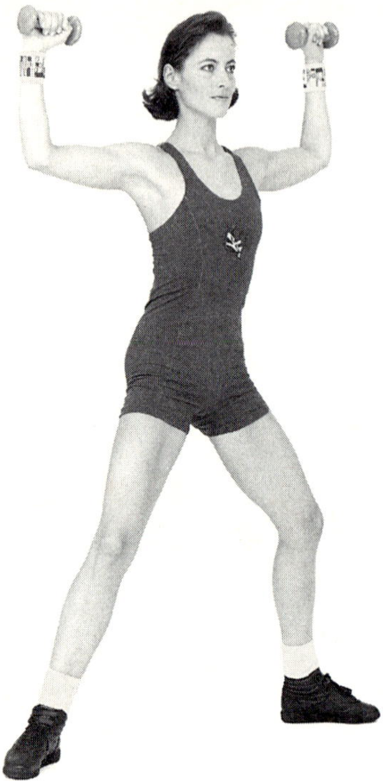

Bringen Sie die Arme vor Ihrem Körper zusammen, und führen Sie sie wieder nach außen. Führen Sie die Bewegungen gleichmäßig, kontrolliert und unter ständiger Muskelanspannung durch.

Variation
Die Bewegung nur mit kleinen Spielräumen ausfuhren, z.B. nur direkt vor Ihrer Brust.

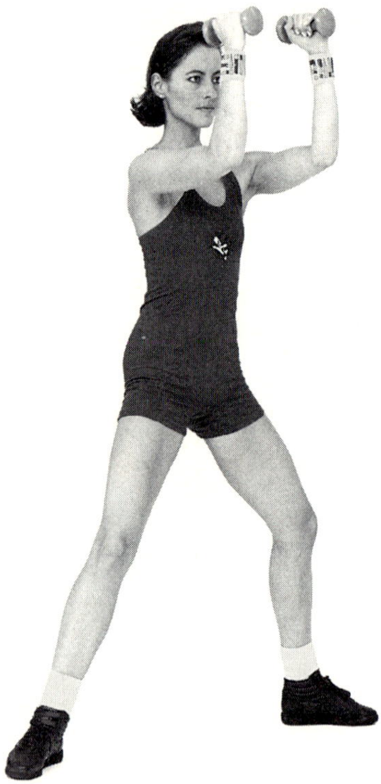

	Stufe 1	Stufe 2
Wdh.	8–10	8–10
Pause	10 sec	10 sec
Wdh.	8–10	8–10
Pause	–	10 sec
Wdh.	–	8–10

Schulterbreiter Stand:
Führen Sie eine Hand hinter Ihren Kopf und wieder zurück.

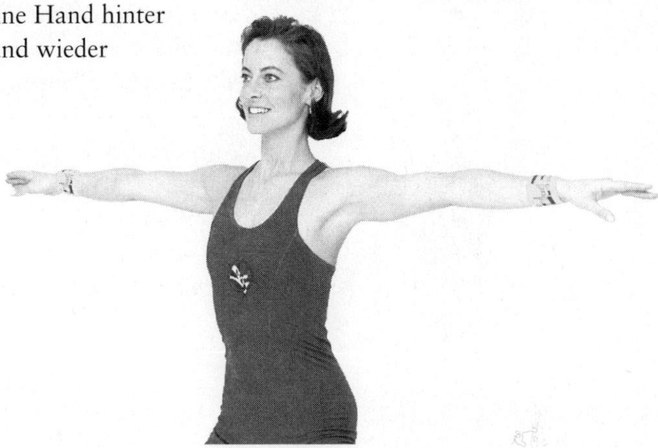

Variation
Die Hände im Wechsel oder gleichzeitig hinter den Kopf führen.

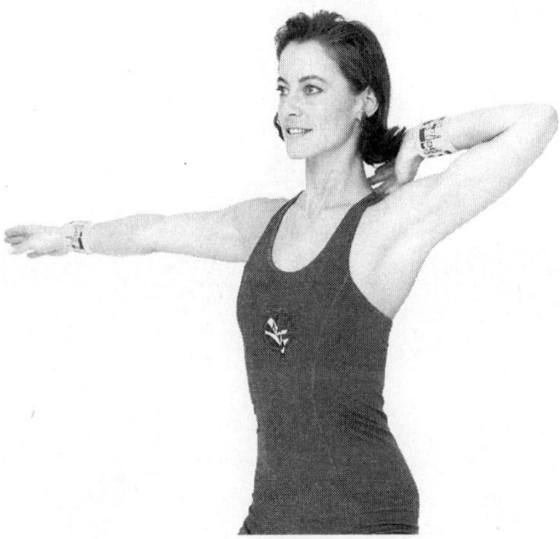

	Stufe 1	Stufe 2
Wdh.	8–10	8–10
Pause	15 sec	15 sec
Wdh.	8–10	8–10
Pause	–	15 sec
Wdh.	–	8–10

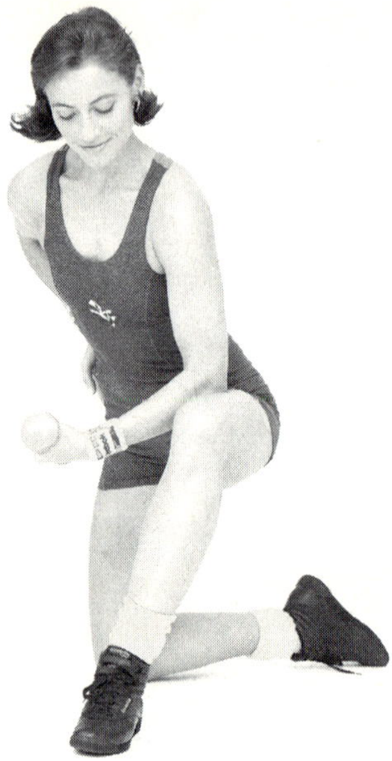

Schrittstand: Ein Ellbogen liegt auf dem Oberschenkel. Sie beugen und strecken den Arm. Versuchen Sie, die Muskulatur ständig unter Spannung zu halten. Der andere Arm liegt am Körper an.

Variation

Den Unterarm während der Bewegung ein- und ausdrehen.

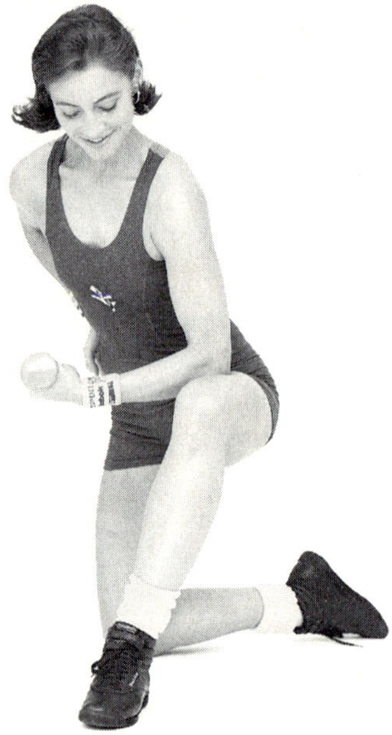

	Stufe 1	Stufe 2
Wdh.	8–10	8–10
Pause	–	10 sec
Wdh.	–	8–10

Gerader Rücken, ein Fuß auf dem Band, der Arm ist annähernd gestreckt. Sie ziehen den Arm nach hinten-oben.

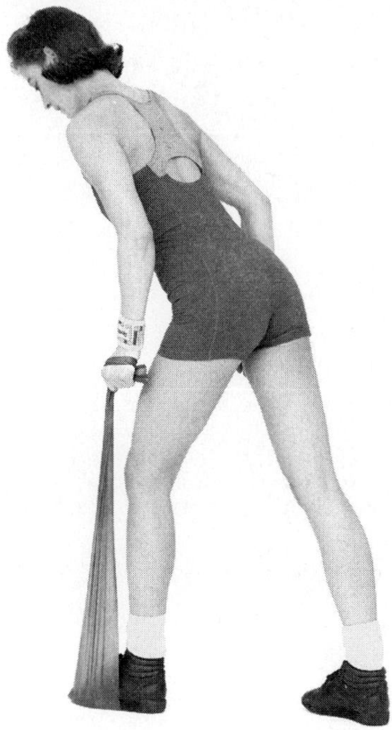

Variationen

- Für einige Sekunden in der Endposition bleiben.
- Jeweils für einige Sekunden in einer oberen, mittleren und unteren Position bleiben.

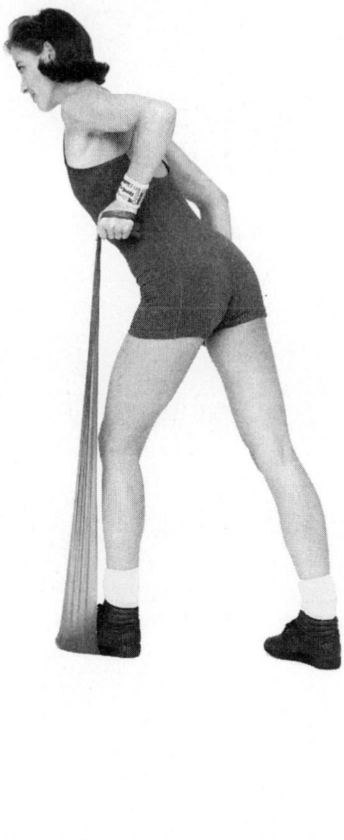

	Stufe 1	Stufe 2
Wdh.	8–10	8–10
Pause	–	15 sec
Wdh.	–	8–10

Schultergürtel und Arme, speziell hintere Oberarmpartie

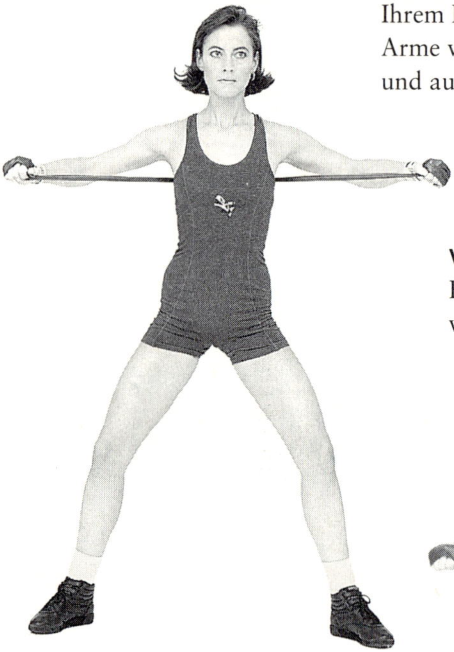

Spannen Sie das Theraband hinter Ihrem Rücken, und führen Sie die Arme vor Ihrem Körper zusammen und auseinander.

Variation
Für einige Sekunden in der vorderen Position bleiben.

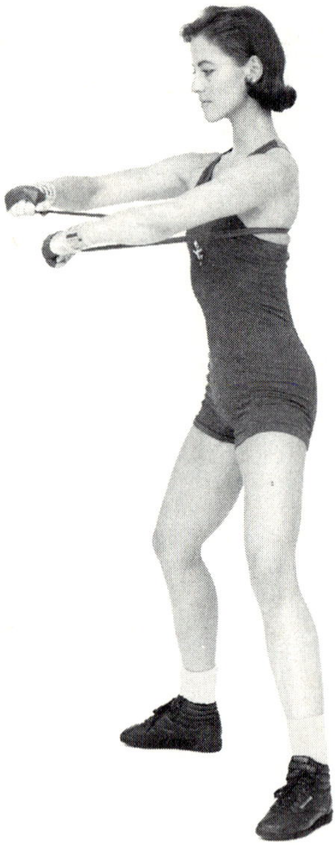

	Stufe 1	Stufe 2
Wdh.	8–10	8–10
Pause	–	15 sec
Wdh.	–	8–10

Führen Sie in Schulterhöhe Ihre Handflächen zueinander. Während Sie die Hände gegeneinanderdrücken, heben und senken Sie vor dem Körper die Arme.

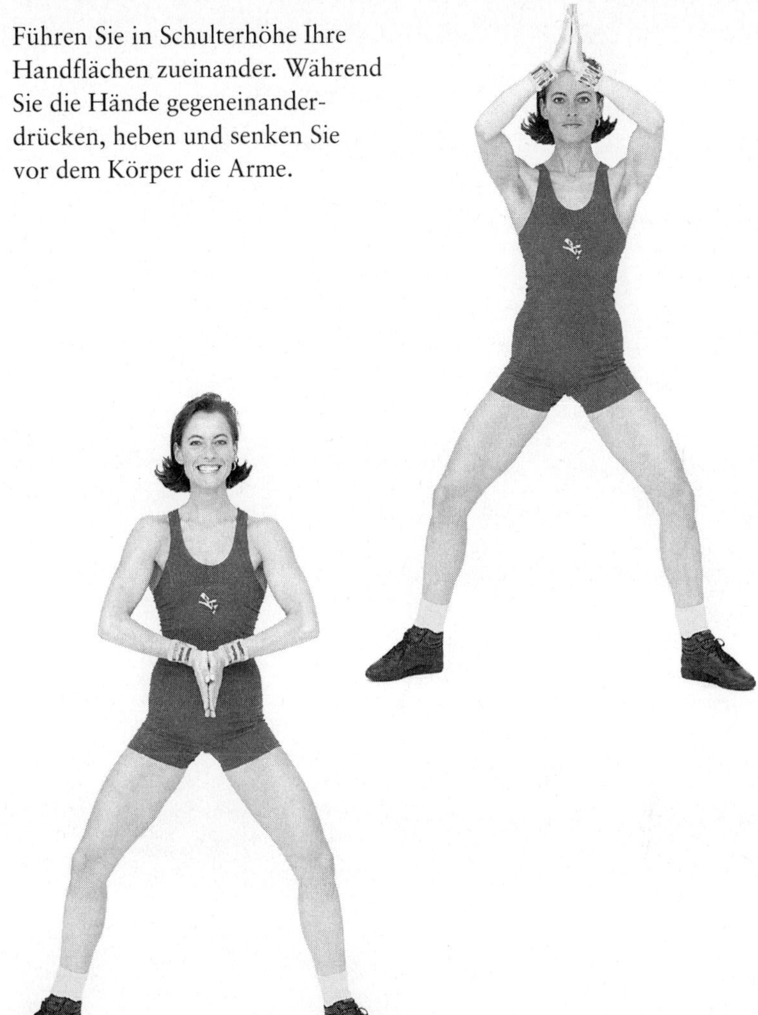

	Stufe 1	Stufe 2
Wdh.	8–10	8–10
Pause	–	15 sec
Wdh.	–	8–10

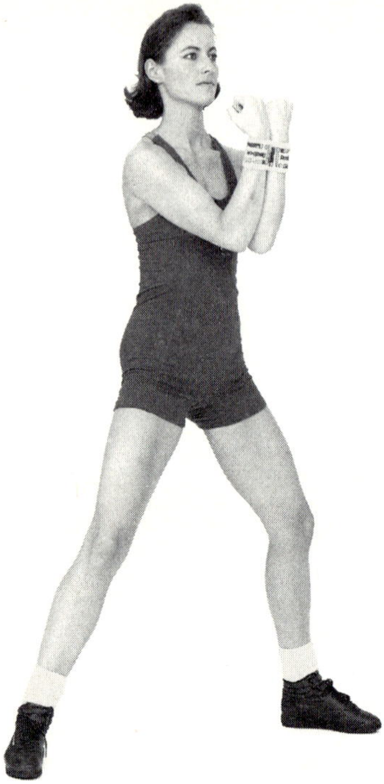

Schließen Sie die Arme vor Ihrem Körper mit gebeugten Ellbogen, und führen Sie sie vor Ihrem Körper nach oben und unten.

Variation
Während der Übung die Innenseiten der Arme fest gegeneinanderdrücken, dadurch wird die Brustmuskulatur stärker beansprucht.

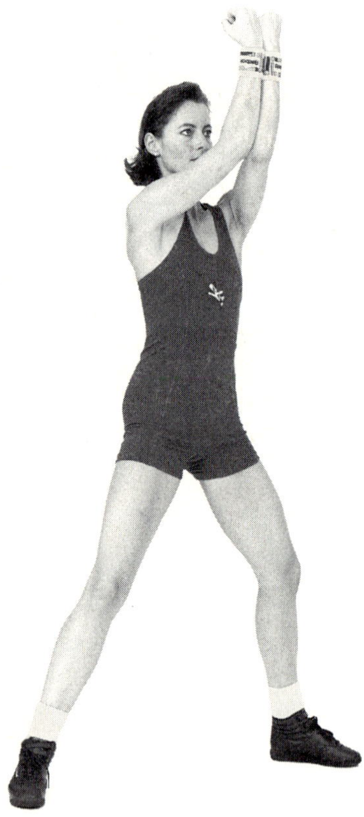

	Stufe 1	Stufe 2
Wdh.	8–10	8–10
Pause	15 sec	15 sec
Wdh.	8–10	8–10
Pause	–	15 sec
Wdh.	–	8–10

Beschreiben Sie in Schulterhöhe seitlich kleine Kreise mit den Armen.

Variationen
– Die Handflächen im Wechsel beugen und strecken.
– Die Arme im Ellbogen ein- und ausdrehen.

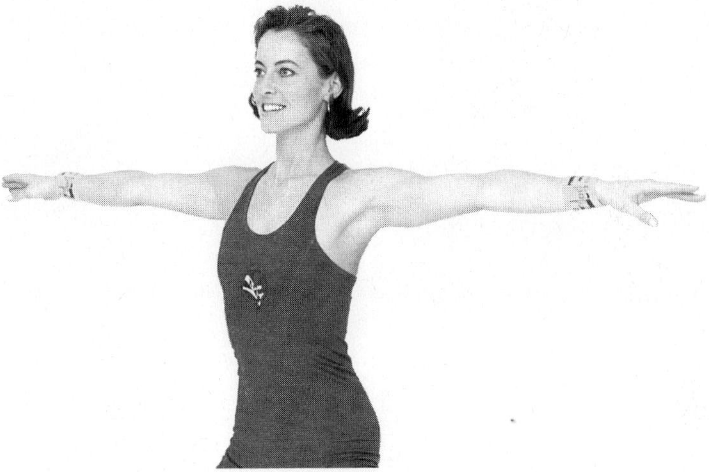

	Stufe 1	Stufe 2
Wdh.	8–10	8–10
Pause	–	15 sec
Wdh.	–	8–10
Pause	–	15 sec
Wdh.	–	8–10

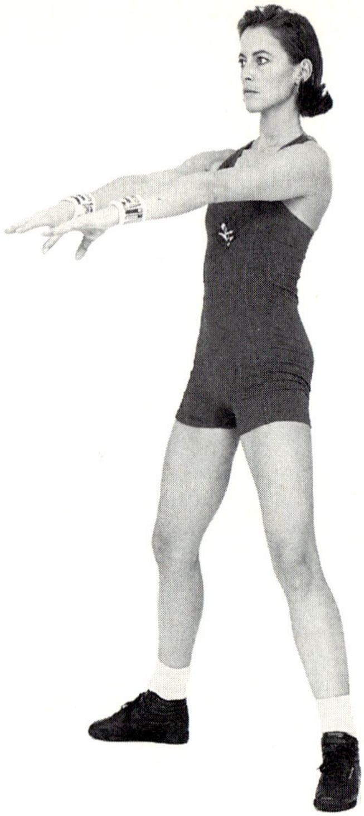

Strecken Sie die Arme nach vorne, die Handrücken zeigen nach oben. Die Hände werden zu einer Faust geschlossen; mit einer Drehung, die Arme werden bewußt eng geführt, ziehen Sie die Arme zum Körper.

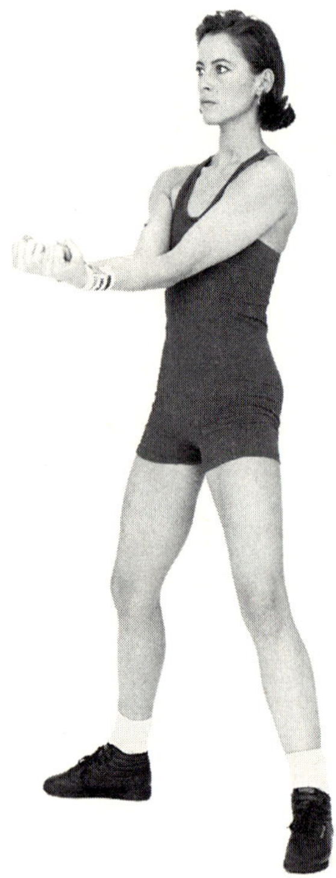

	Stufe 1	Stufe 2
Wdh.	8–10	8–10
Pause	15 sec	15 sec
Wdh.	8–10	8–10
Pause	–	15 sec
Wdh.	–	8–10

Grätschstand: Drehen Sie die in Schulterhöhe gebeugten Arme nach innen und nach außen.

Variationen

- In der Ausgangs- und der Endposition die Oberarme im Schultergelenk kreisen.
- Aus der Ausgangsposition (Foto rechts) die Arme nach oben strecken und wieder zurückführen.
- Die Arme nach unten strecken und wieder zurückführen.

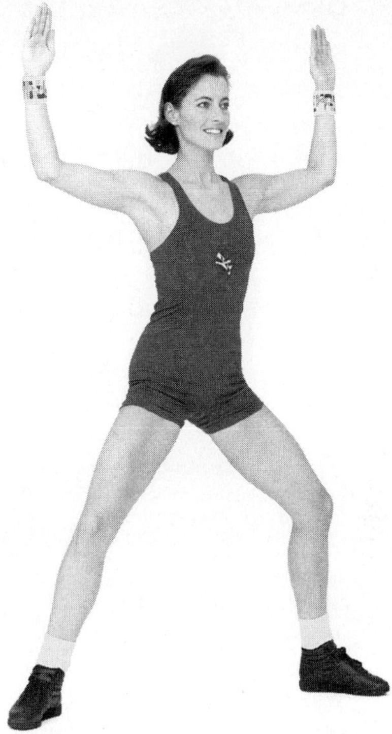

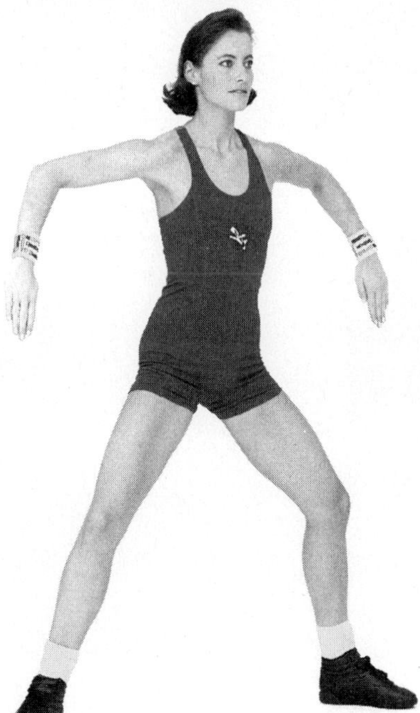

	Stufe 1	Stufe 2
Wdh.	8–10	8–10
Pause	15 sec	15 sec
Wdh.	8-10	8–10
Pause	–	15 sec
Wdh.	–	8–10

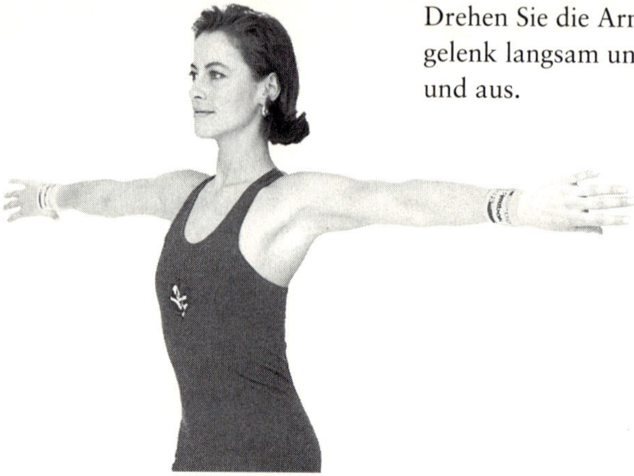

Drehen Sie die Arme im Schultergelenk langsam und kontrolliert ein und aus.

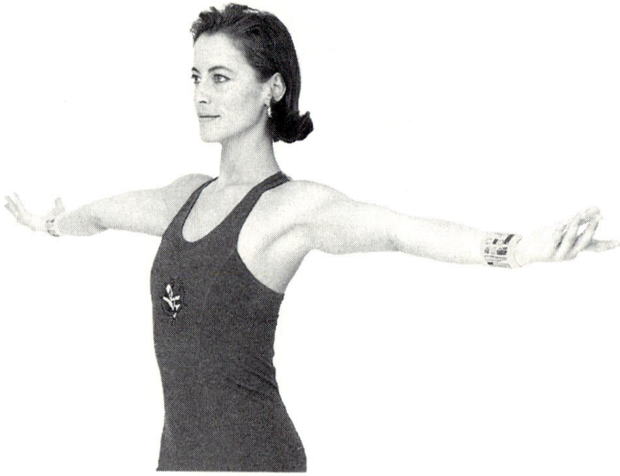

	Stufe 1	Stufe 2
Wdh.	8–10	8–10
Pause	15 sec	15 sec
Wdh.	8–10	8–10
Pause	–	15 sec
Wdh.	–	8–10

Halten Sie die Arme in Brusthöhe gebeugt vor dem Körper. Führen Sie die Arme nach außen, und drehen Sie dabei die Hände. Achten Sie darauf, daß die Ellbogen immer in Schulterhöhe bleiben.

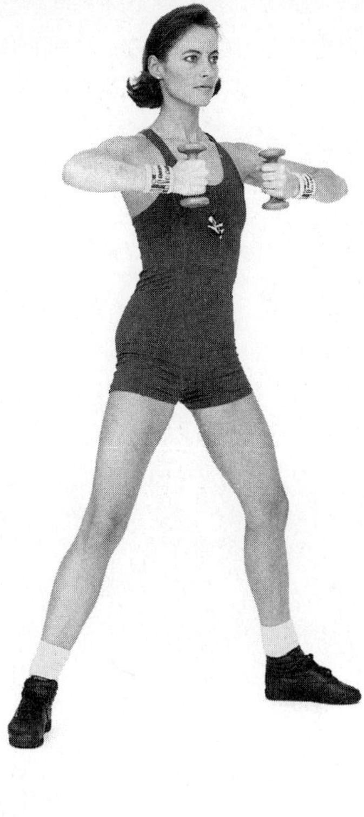

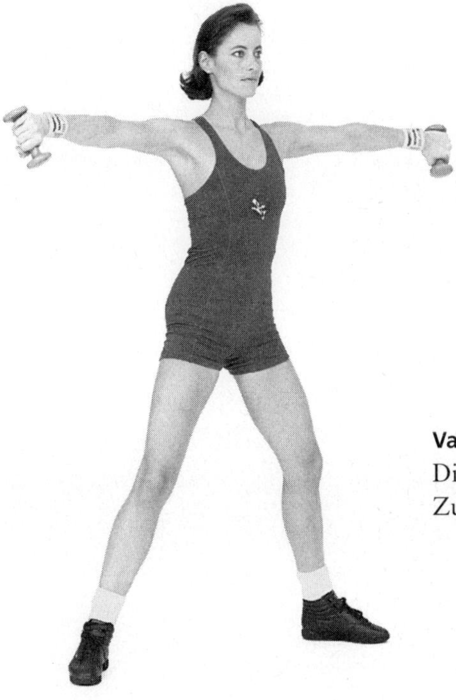

Variation

Diese Übung auch mit leichten Zusatzgewichten durchführen.

	Stufe 1	Stufe 2
Wdh.	8–10	8–10
Pause	15 sec	15 sec
Wdh.	8–10	8–10
Pause	–	15 sec
Wdh.	–	8–10

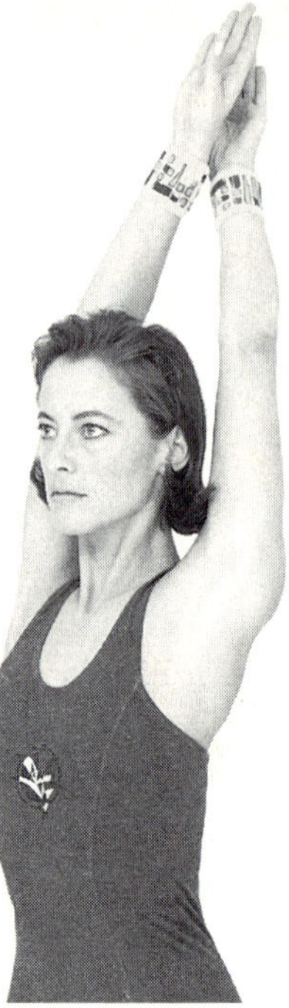

Strecken Sie die Arme hinter Ihrem Kopf nach oben. Die gestreckten Arme werden im ständigen Wechsel in kleinen Bewegungen gekreuzt.

Variation
Die Übung auch vor dem Körper in verschiedenen Höhen durchführen.

	Stufe 1	Stufe 2
Wdh.	8–10	8–10
Pause	–	15 sec
Wdh.	–	8–10

Leichter Grätschstand: Beugen Sie den Rücken gerade nach vorn, die gestreckten Arme werden gekreuzt und wieder zurückgeführt. Achten Sie darauf, daß Sie die Schulter-Armmuskulatur ständig angespannt halten.

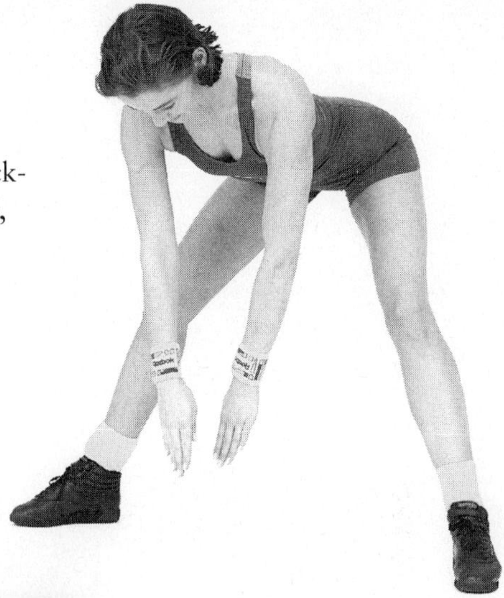

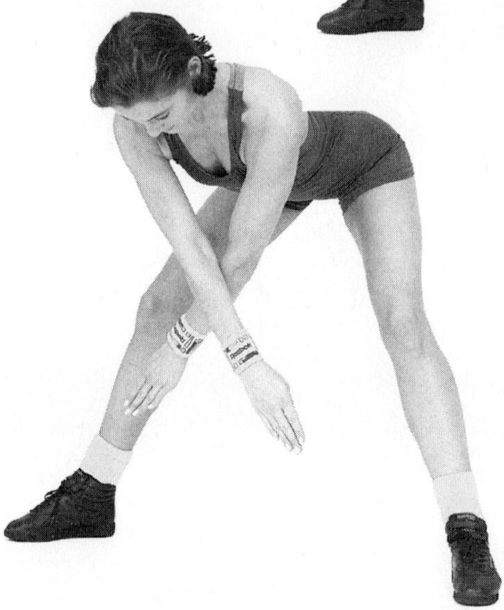

	Stufe 1	Stufe 2
Wdh.	8–10	8–10
Pause	10 sec	10 sec
Wdh.	8–10	8–10
Pause	–	10 sec
Wdh.	–	8–10

20 Hintere Oberarmmuskulatur, Schulter- und Hals-Nackenpartie

Strecken Sie mit vorgeneigtem Oberkörper bei geradem Rücken beide Arme nach hinten-oben.

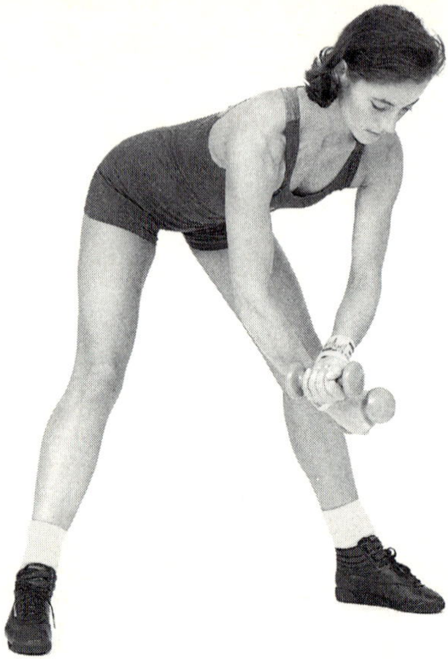

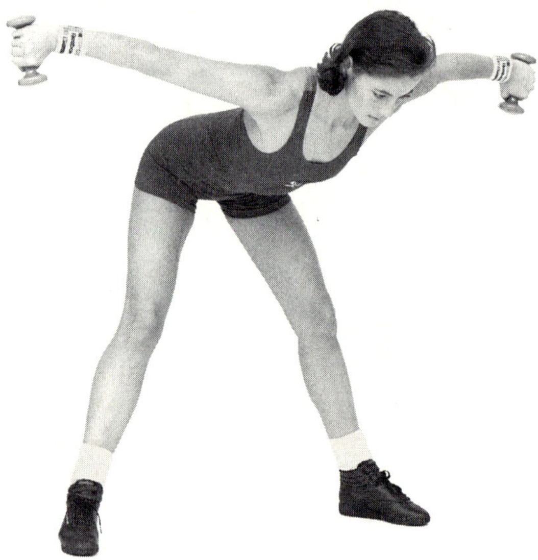

	Stufe 1	Stufe 2
Wdh.	8–10	8–10
Pause	–	15 sec
Wdh.	–	8–10

Strecken Sie bei vorgeneigtem Oberkörper die Arme nach unten. Schließen Sie die Hände zur Faust, und ziehen Sie die Ellbogen maximal nach hinten-oben.

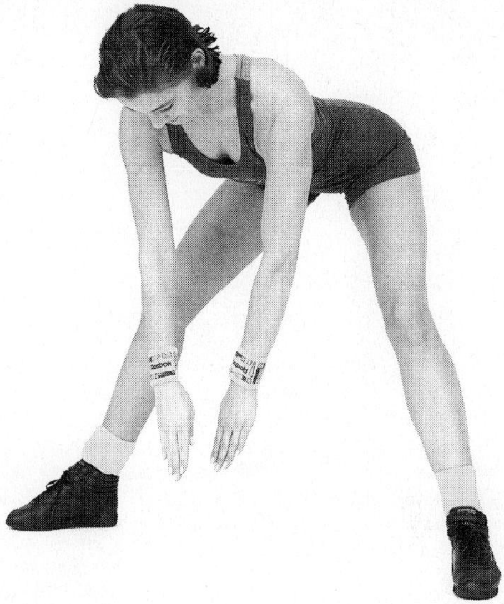

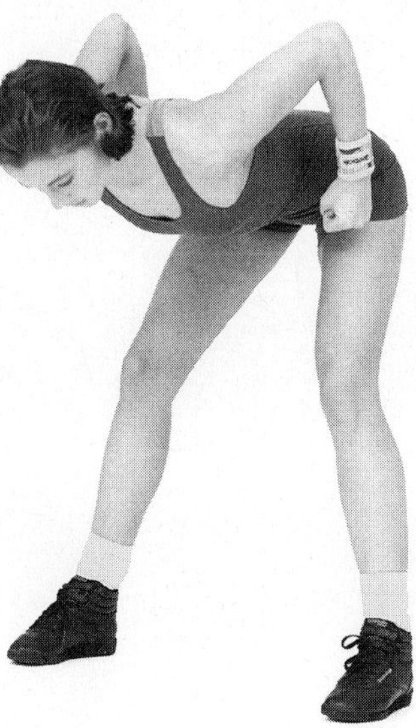

	Stufe 1	Stufe 2
Wdh.	8–10	8–10
Pause	15 sec	15 sec
Wdh.	8–10	8–10
Pause	–	15 sec
Wdh.	–	8–10

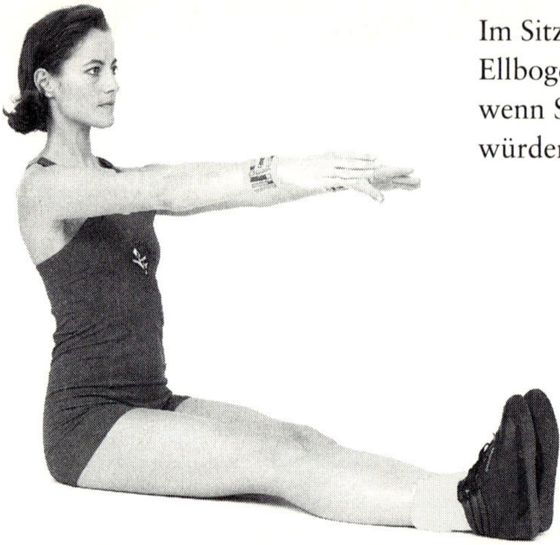

Im Sitzen führen Sie den Ellbogen nach hinten, als wenn Sie einen Bogen spannen würden.

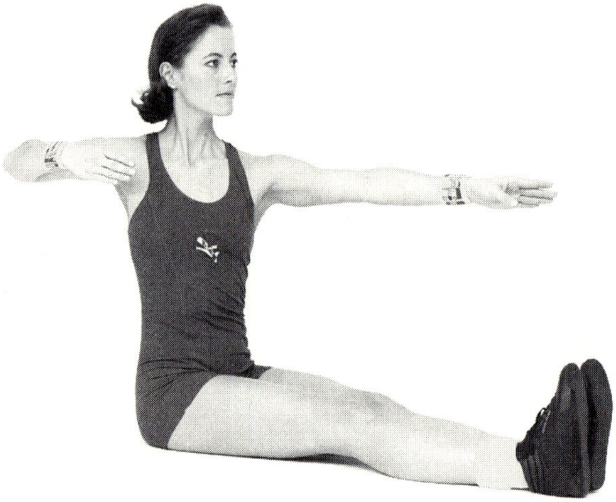

	Stufe 1	Stufe 2
Wdh.	8–10	8–10
Pause	15 sec	15 sec
Wdh.	8–10	8–10
Pause	–	15 sec
Wdh.	–	8–10

Strecken Sie gegen den Widerstand des Bandes den Arm, bringen Sie ihn möglichst weit nach hinten.

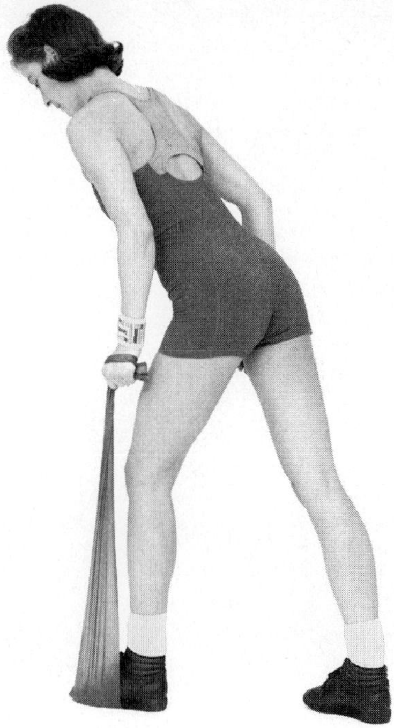

Variationen

- Für einige Sekunden in der Endposition bleiben.
- Jeweils für einige Sekunden in verschiedenen Armpositionen bleiben.

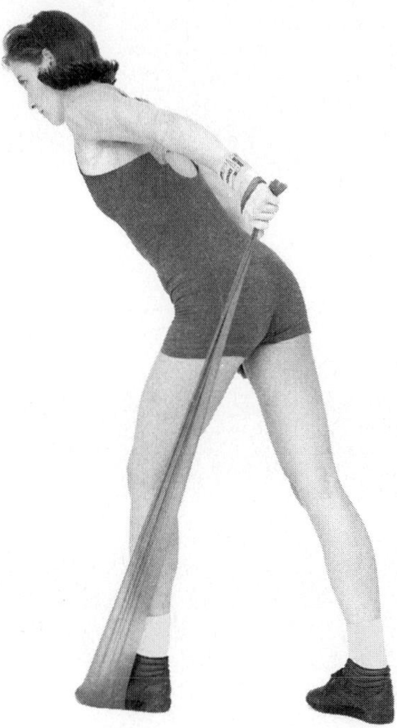

	Stufe 1	Stufe 2
Wdh.	8–10	8–10
Pause	–	15 sec
Wdh.	–	8–10

24 Schulter- und Armpartien, speziell hintere Oberarmmuskulatur

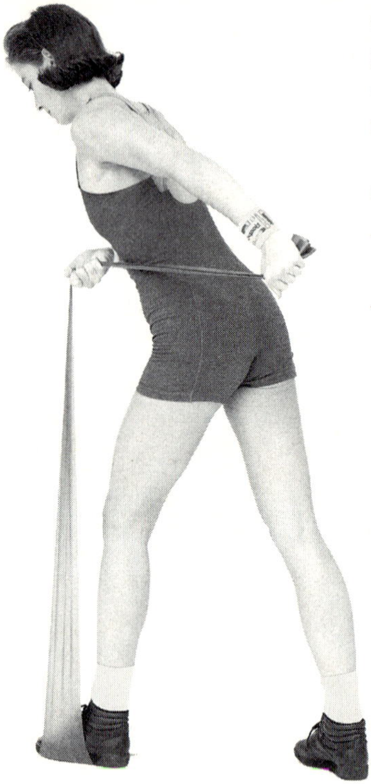

Stellen Sie sich mit dem Fuß auf das Band, und bringen Sie nun den gestreckten linken Arm maximal weit nach hinten. Die rechte Hand umfaßt und fixiert das Band.

Variationen

- Für einige Sekunden in der Endposition bleiben.
- Jeweils für einige Sekunden in verschiedenen Armpositionen bleiben.

	Stufe 1	Stufe 2
Wdh.	8–10	8–10
Pause	–	15 sec
Wdh.	–	8–10

Schrittstand, eine Hand ist auf das linke Kniegelenk gestützt, die andere Hand wird mit einer Hantel vollständig nach hinten geführt und wieder zurück. Das Tempo der Bewegung ist gleichmäßig und kontrolliert.

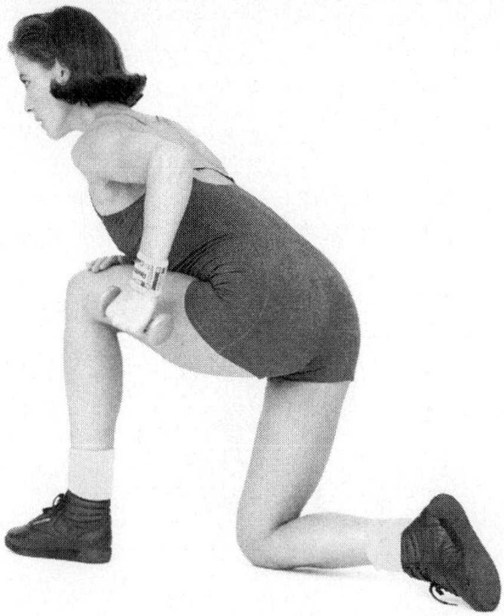

Variation

In der gestreckten Position mit maximaler Anspannung halten.

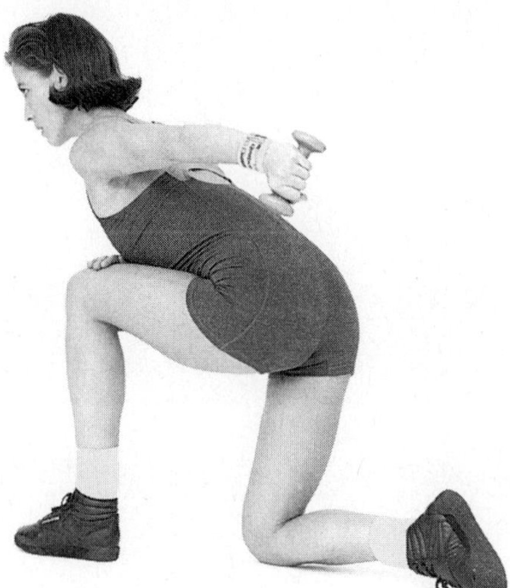

	Stufe 1	Stufe 2
Wdh.	8–10	8–10
Pause	–	15 sec
Wdh.	–	8–10

Heben Sie das Gesäß an, so daß ein großer Teil des Körpergewichts auf Ihren Händen ruht.

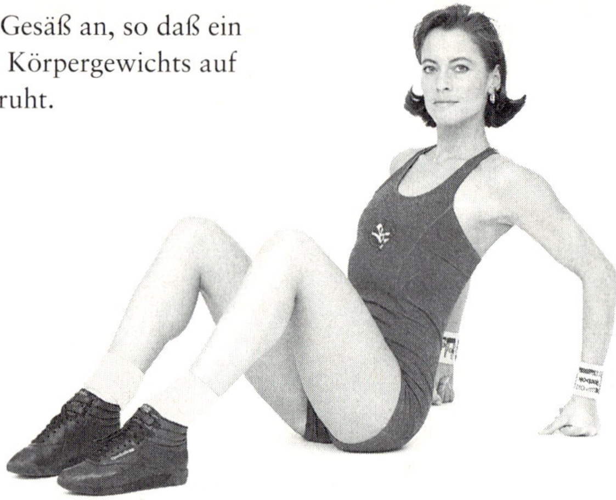

Variationen

- In der abgehobenen Position Ihre Ellbogen beugen und strecken.
- Jeweils für einige Sekunden in einer oberen, einer mittleren und einer unteren Position bleiben.

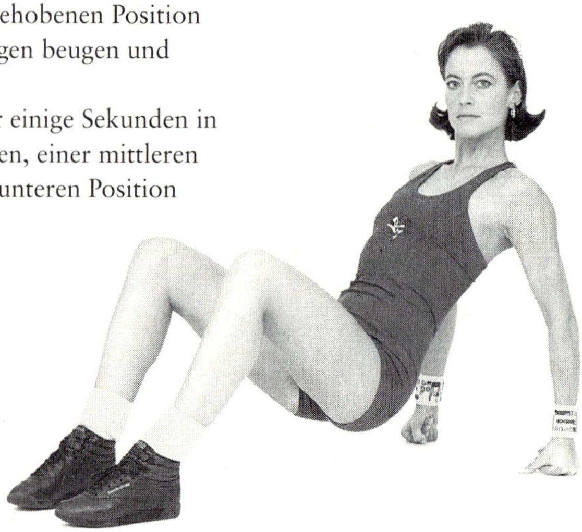

	Stufe 1	Stufe 2
Wdh.	8–10	8–10
Pause	–	15 sec
Wdh.	–	8–10

Ein Fuß setzt mit der Ferse auf das andere Knie.
Strecken und beugen Sie die Arme.

Variation
Jeweils für einige Sekunden in einer oberen, einer mittleren und einer unteren Position bleiben.

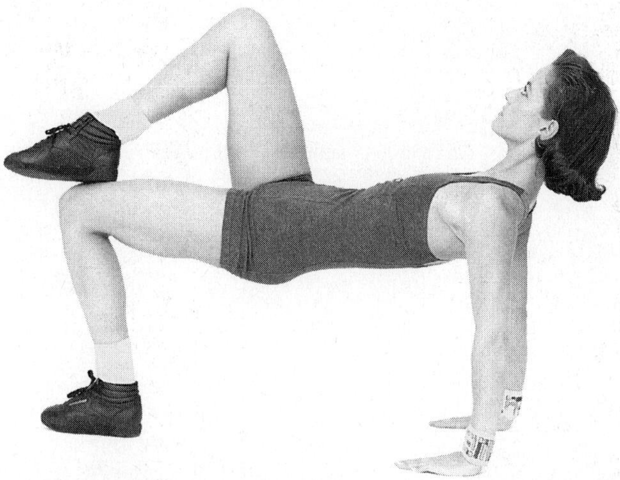

	Stufe 1	Stufe 2
Wdh.	8–10	8–10
Pause	–	30 sec
Wdh.	–	8–10

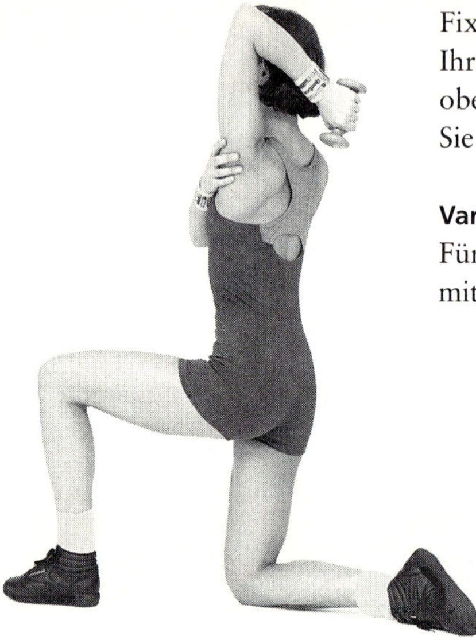

Fixieren Sie mit einer Hand Ihren anderen Oberarm, der nach oben zeigt. Strecken und beugen Sie den Arm.

Variation

Für einige Sekunden in einer mittleren Position bleiben.

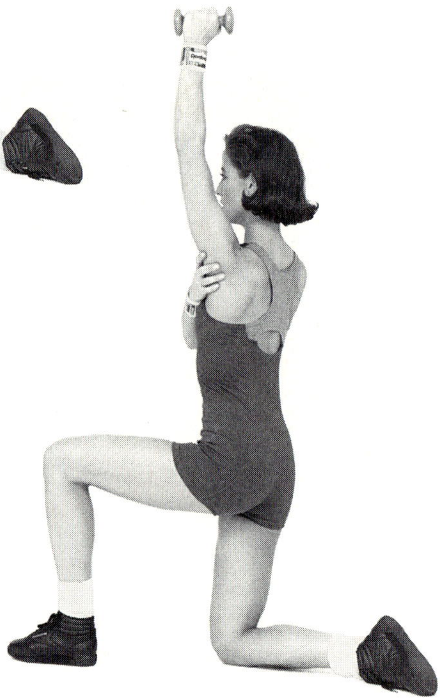

	Stufe 1	Stufe 2
Wdh.	8–10	8–10
Pause	–	10 sec
Wdh.	–	8–10

Stützen Sie Ihre Hände in Schulterhöhe gegen eine Wand, und beugen und strecken Sie die Arme. Durch die Veränderung des Abstandes zwischen Füßen und Wand variieren Sie die Intensität der Übung.

Variation
Während der Beugung und Streckung betont den rechten oder linken Arm einsetzen.

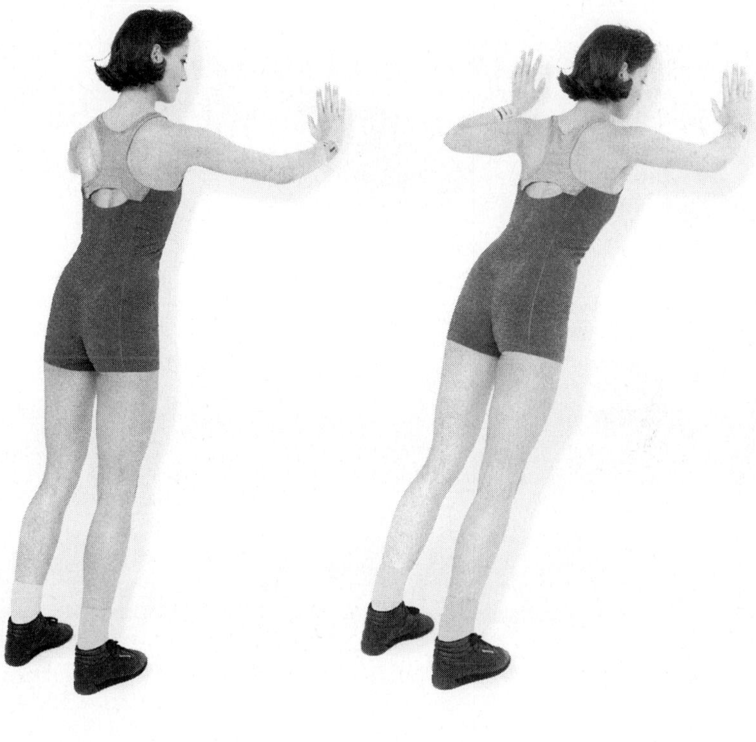

	Stufe 1	Stufe 2
Wdh.	8–10	8–10
Pause	–	20 sec
Wdh.	–	8–10

Hintere Oberarm-, Brust- und Schultergürtelmuskulatur

Stützen Sie sich mit leicht nach innen gedrehten Händen auf; die Beine liegen knapp oberhalb der Knie auf; der Rücken ist gerade. Beugen und strecken Sie die Arme.

Variationen

- Für einige Sekunden in der unteren Stellung bleiben, bevor Sie wieder nach oben kommen.
- Jeweils für einige Sekunden in einer oberen, einer mittleren und einer unteren Position bleiben.

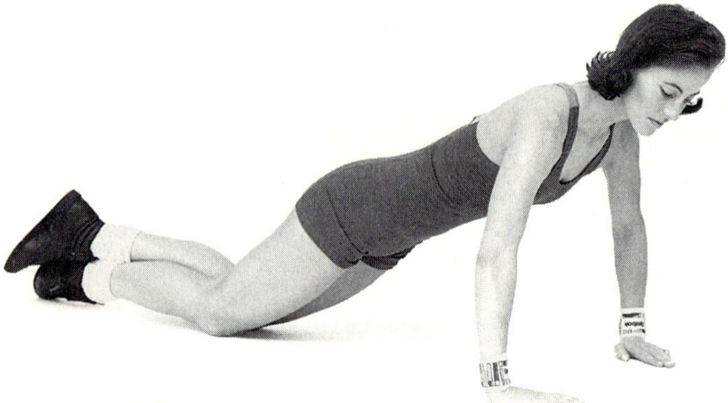

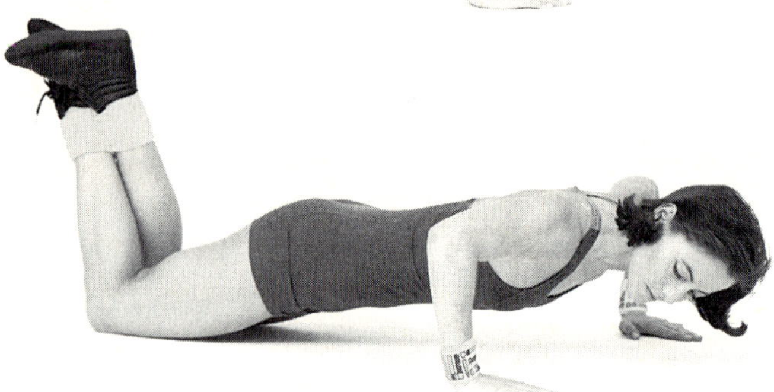

	Stufe 1	Stufe 2
Wdh.	8–10	8–10
Pause	–	30 sec
Wdh.	–	8–10

Drehen Sie Ihre Hände leicht nach innen; setzen Sie mit einer Verdrehung des Körpers im Wechsel die linke und die rechte Hüfte auf den Boden auf.

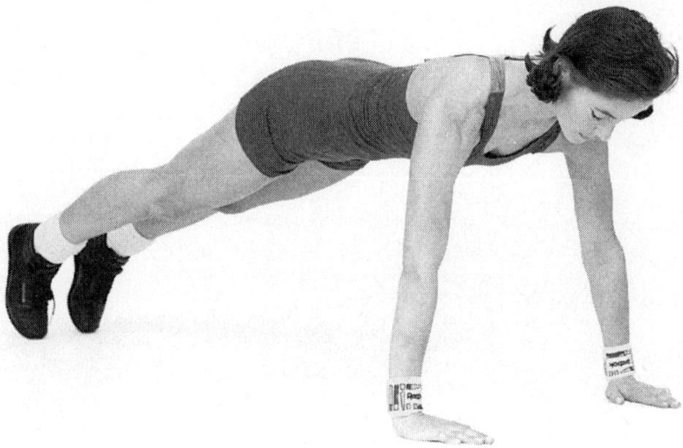

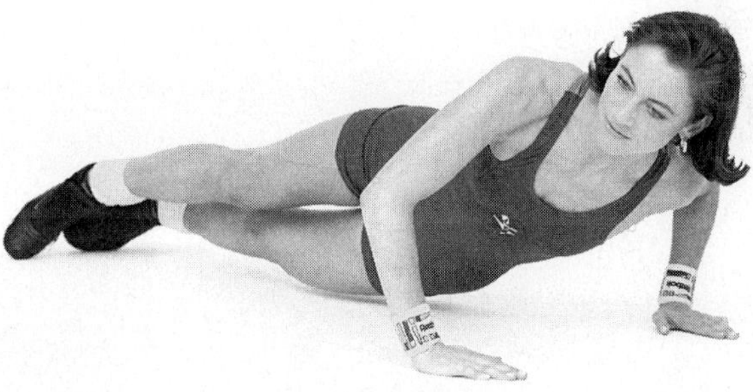

	Stufe 1	Stufe 2
Wdh.	8–10	8–10
Pause	–	30 sec
Wdh.	–	8–10

Seitlage: Umfassen Sie mit der Hand des unteren Armes Ihre Hüfte. Der andere Arm bringt Ihren Oberkörper nach oben.

Variationen

- Für einige Sekunden in der oberen Stellung bleiben.
- Jeweils für einige Sekunden in einer oberen, einer mittleren und einer unteren Position bleiben.

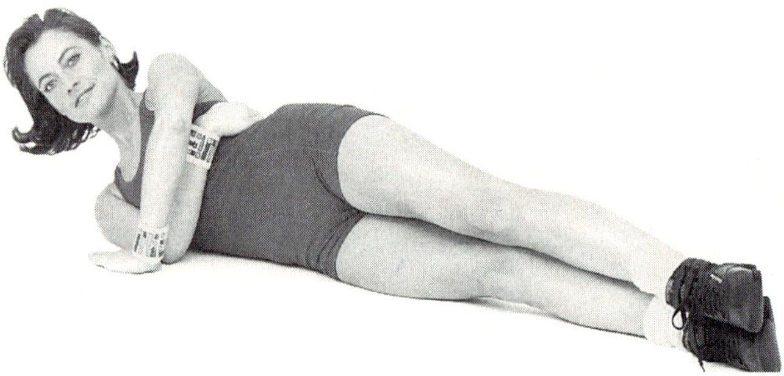

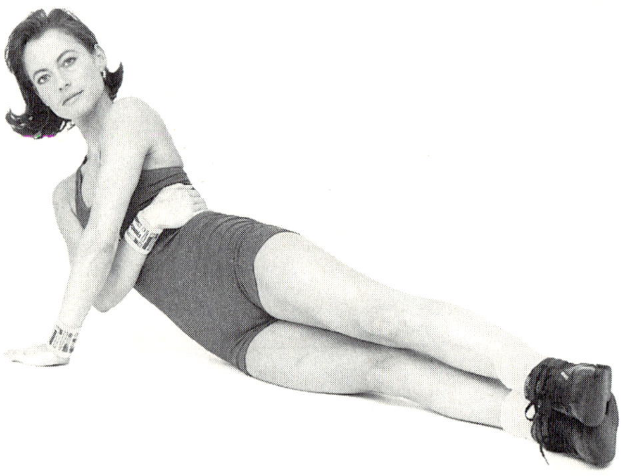

	Stufe 1	Stufe 2
Wdh.	8–10	8–10
Pause	–	30 sec
Wdh.	–	8–10

Durch Druck des einen Arms richten Sie sich seitlich auf, der andere Arm wird dabei mit einer leichten Innendrehung angehoben.

Variation
Jeweils für einige Sekunden in einer oberen, einer mittleren und einer unteren Position bleiben.

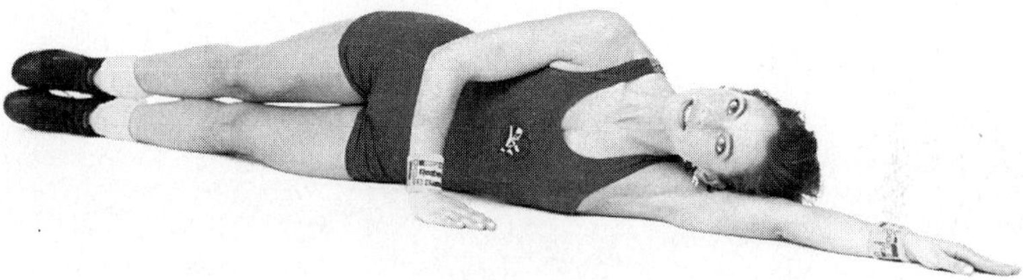

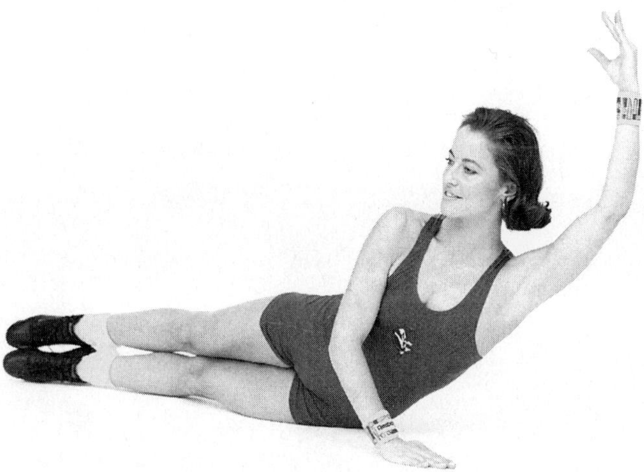

	Stufe 1	Stufe 2
Wdh.	8–10	8–10
Pause	–	30 sec
Wdh.	–	8–10

Der Oberkörper ist leicht abgehoben, strecken Sie die Arme seitlich aus, und drehen Sie sie im Schultergelenk.

Variationen

- Führen Sie die seitlich gestreckten Arme seitlich nach vorne und nach hinten.
- Beschreiben Sie mit den gestreckten Armen leichte Kreise vor- und rückwärts.

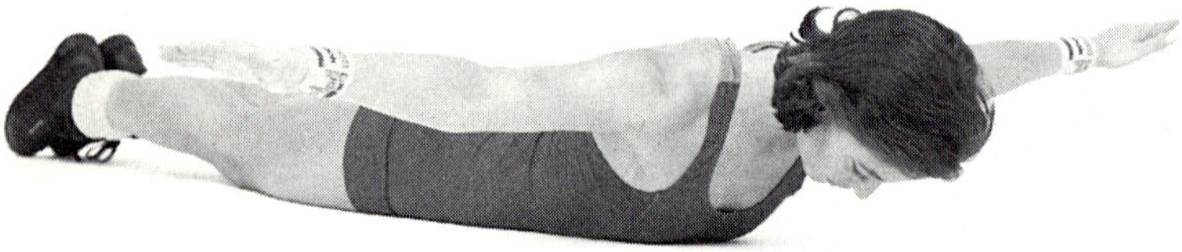

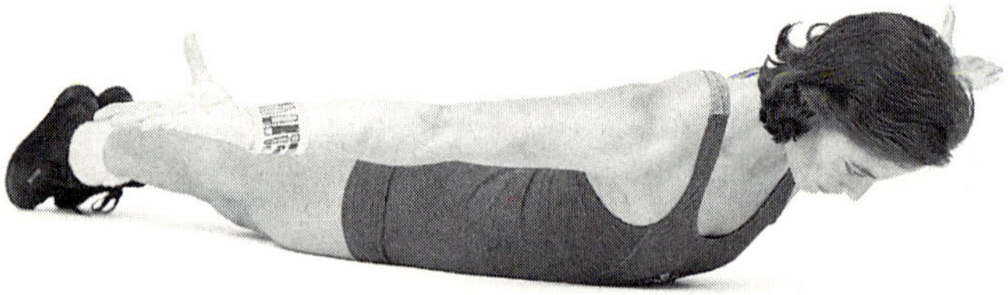

	Stufe 1	Stufe 2
Wdh.	8–10	8–10
Pause	–	10 sec
Wdh.	–	8–10

Die Hände der gestreckten Arme umfassen sich hinter dem Rücken. Bringen Sie die Arme weit nach hinten-oben, und heben Sie gleichzeitig den Oberkörper leicht an.

Variation

In der Endposition für einige Sekunden verharren.

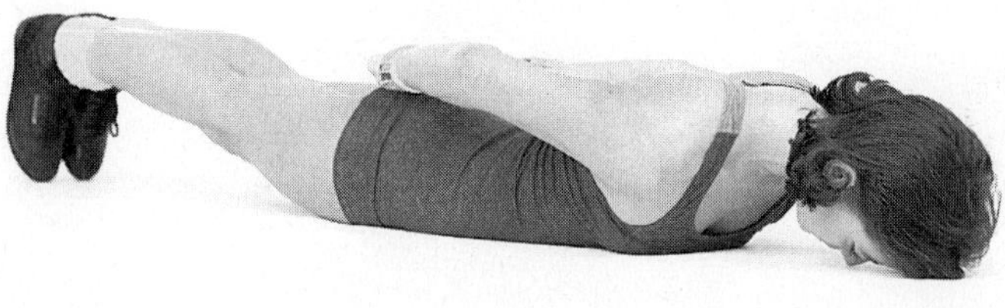

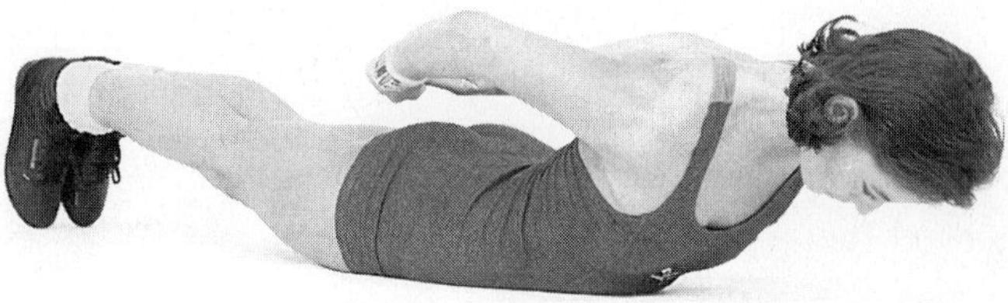

	Stufe 1	Stufe 2
Wdh.	8–10	8–10
Pause	–	10 sec
Wdh.	–	8–10

Strecken Sie die Arme nach vorn auf den Boden,
und heben Sie abwechselnd den rechten und den linken Arm ab.

Variation
Verharren Sie für einige Sekunden in der Endposition.

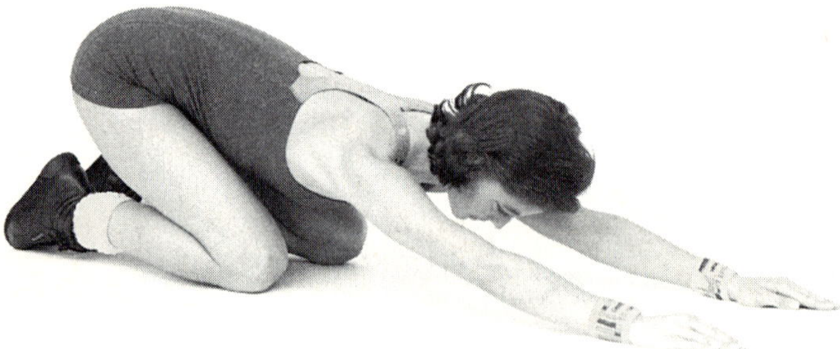

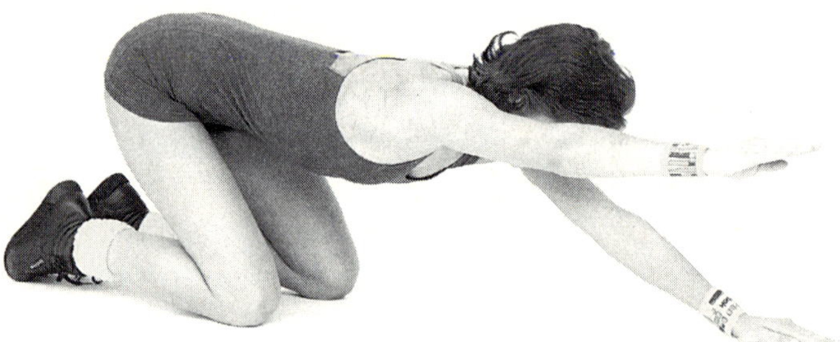

	Stufe 1	Stufe 2
Wdh.	8–10	8–10
Pause	–	15 sec
Wdh.	–	8–10

Strecken Sie die Arme nach vorn, heben Sie abwechselnd den einen und den anderen Arm, und verdrehen Sie dabei Ihren Oberkörper.

Variationen
- Halten Sie die Endstellung für einige Sekunden.
- Federn Sie mit dem Arm einige Male in der Endstellung auf und ab.

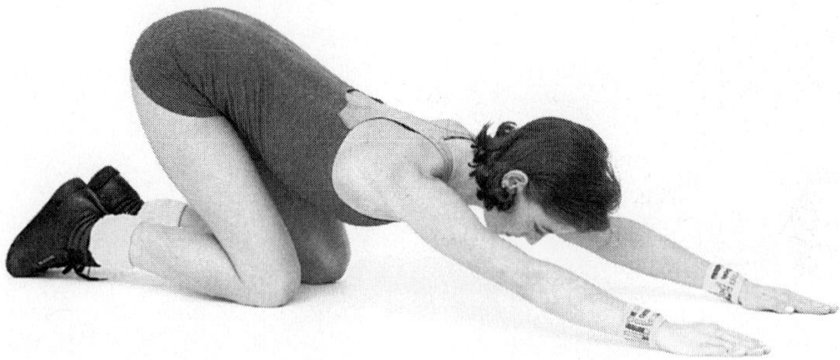

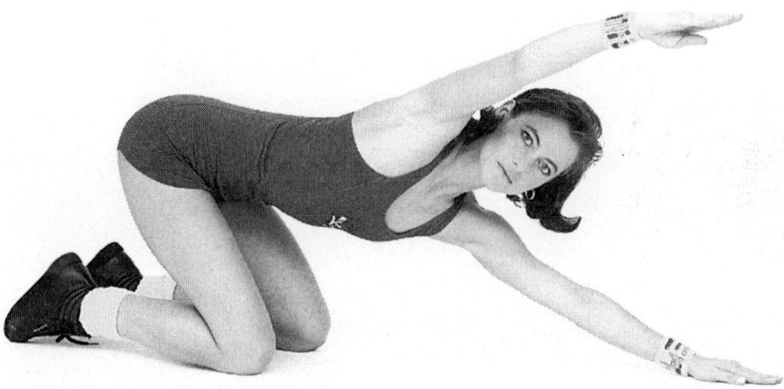

	Stufe 1	Stufe 2
Wdh.	8–10	8–10
Pause	–	15 sec
Wdh.	–	8–10

Bringen Sie aus der Ausgangsposition die Arme gerade so weit nach vorne, daß Sie sie aus eigener Kraft wieder zurückziehen können. Nun bringen Sie abwechselnd den rechten und linken Arm möglichst weit nach vorn und wieder zurück.

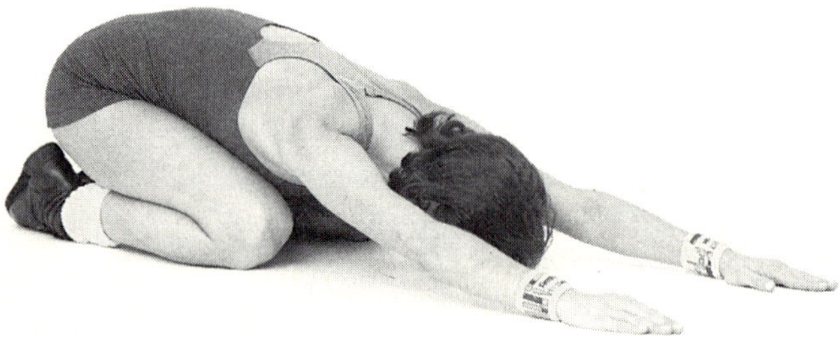

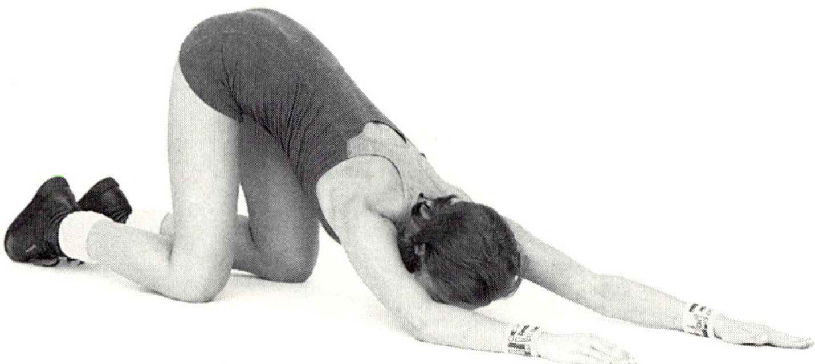

	Stufe 1	Stufe 2
Wdh.	8–10	8–10
Pause	–	15 sec
Wdh.	–	8–10

Heben Sie den Oberkörper und die nach vorn gestreckten Arme an, betonen Sie dabei den Armeinsatz.

Variation

In der Endposition für einige Sekunden halten.

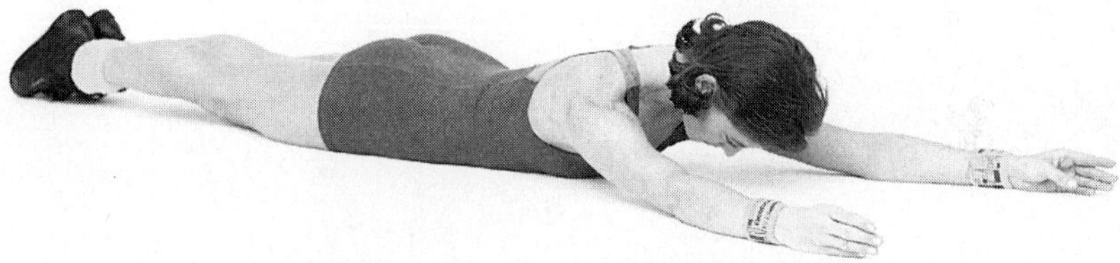

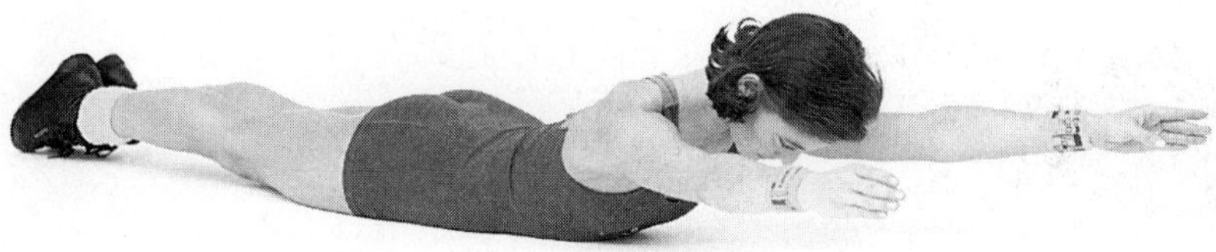

	Stufe 1	Stufe 2
Wdh.	8–10	8–10
Pause	–	10 sec
Wdh.	–	8–10

Der seitlich abgespreizte Arm wird gestreckt nach oben und wieder zurück geführt. Versuchen Sie, die Bewegung gleichmäßig und kontrolliert durchzuführen, und behalten Sie bewußt die Spannung in der Schulter-Arm-Muskulatur bei.

Variation

Die Arme im Wechsel oder gleichzeitig nach oben führen.

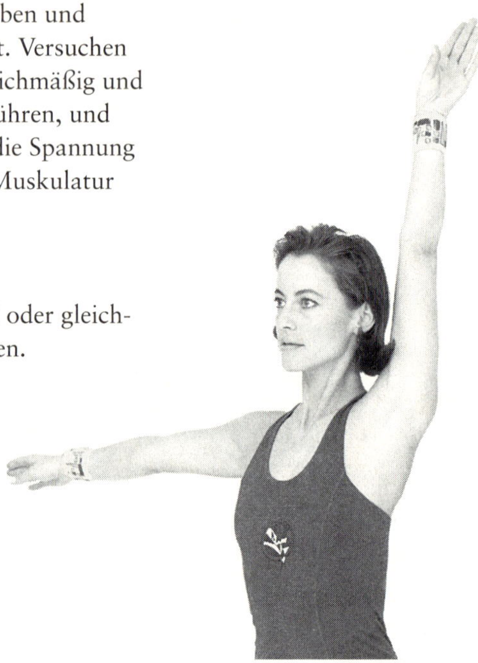

	Stufe 1	Stufe 2
Wdh.	8–10	8–10
Pause	–	15 sec
Wdh.	–	8–10

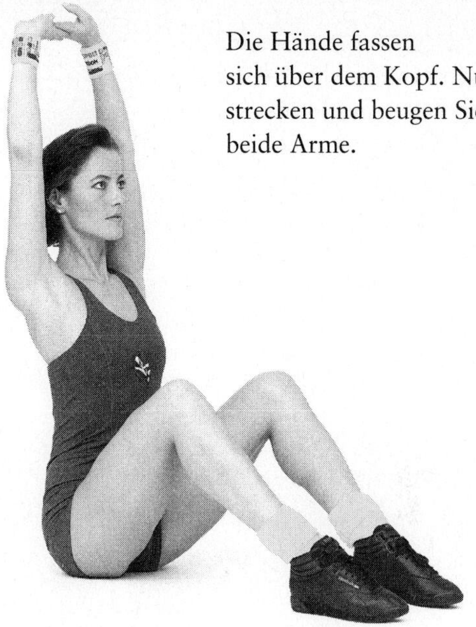

Die Hände fassen sich über dem Kopf. Nun strecken und beugen Sie beide Arme.

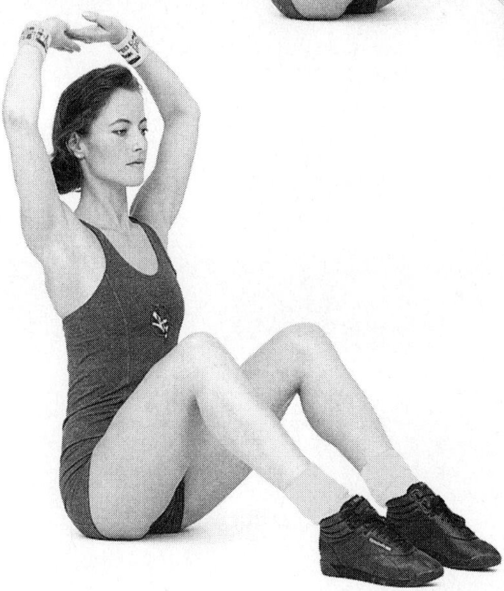

	Stufe 1	Stufe 2
Wdh.	8–10	15–20

Neigen Sie den Oberkörper mit geradem Rücken nach vorn. Die Arme sind gestreckt. Federn Sie die Arme im Schultergelenk nach vorn-oben.

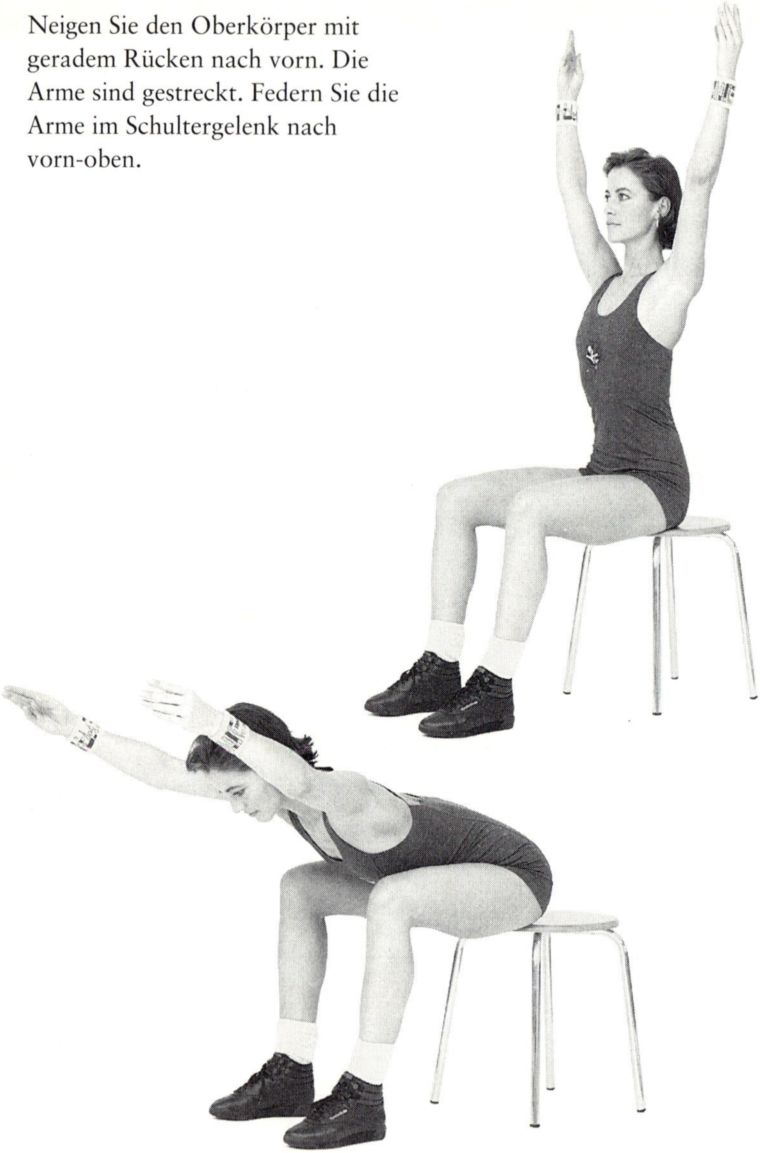

	Stufe 1	Stufe 2
Wdh.	8–10	15–20

Beugen Sie leicht die Knie, und neigen Sie den Oberkörper nach vorn, die leicht gebeugten Arme werden nach vorn gehalten. Als wenn Sie etwas vor sich greifen wollten, strecken Sie abwechselnd den linken und den rechten Arm ganz nach vorn.

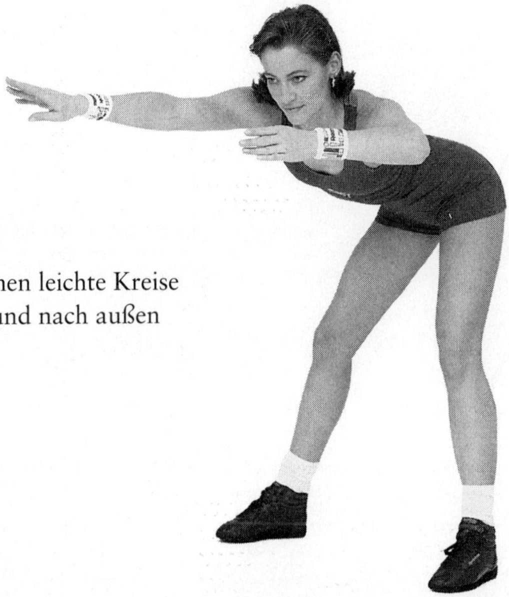

Variation

Mit den Armen leichte Kreise nach innen und nach außen beschreiben.

	Stufe 1	Stufe 2
Wdh.	8–10	8–10
Pause	–	15 sec
Wdh.	–	8–10

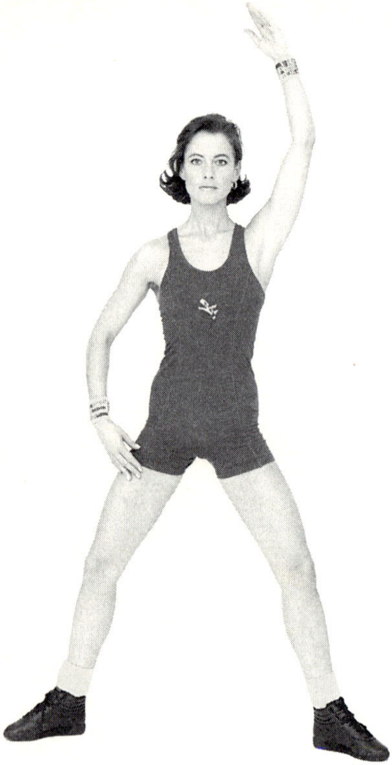

Stützen Sie die rechte Hand am Oberschenkel ab, mit einer leichten Seitneigung strecken Sie den oberen Arm; versuchen Sie den Arm so weit wie möglich zu strecken. Während der Übung behalten beide Füße vollständig Bodenkontakt.

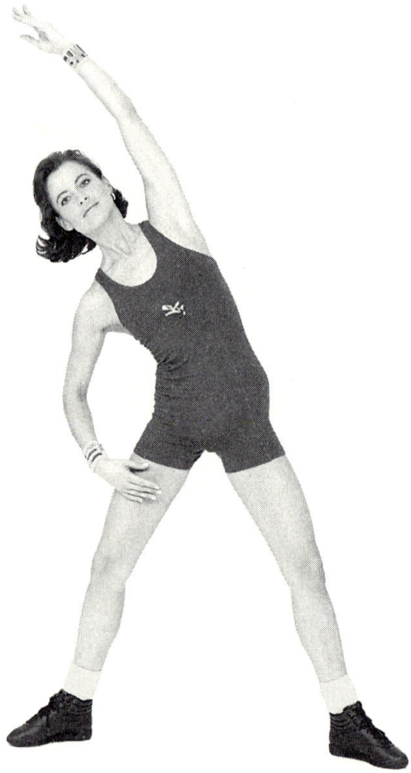

Variation

Für einige Sekunden in der Endstellung bleiben, spüren Sie die Muskelspannung nach, und wechseln Sie erst dann.

	Stufe 1	Stufe 2
Wdh.	8–10	15–20

Strecken Sie abwechselnd Ihren rechten und linken Arm möglichst weit zur Decke. Ihr Oberkörper bleibt gerade; kippen Sie nicht zur Seite.

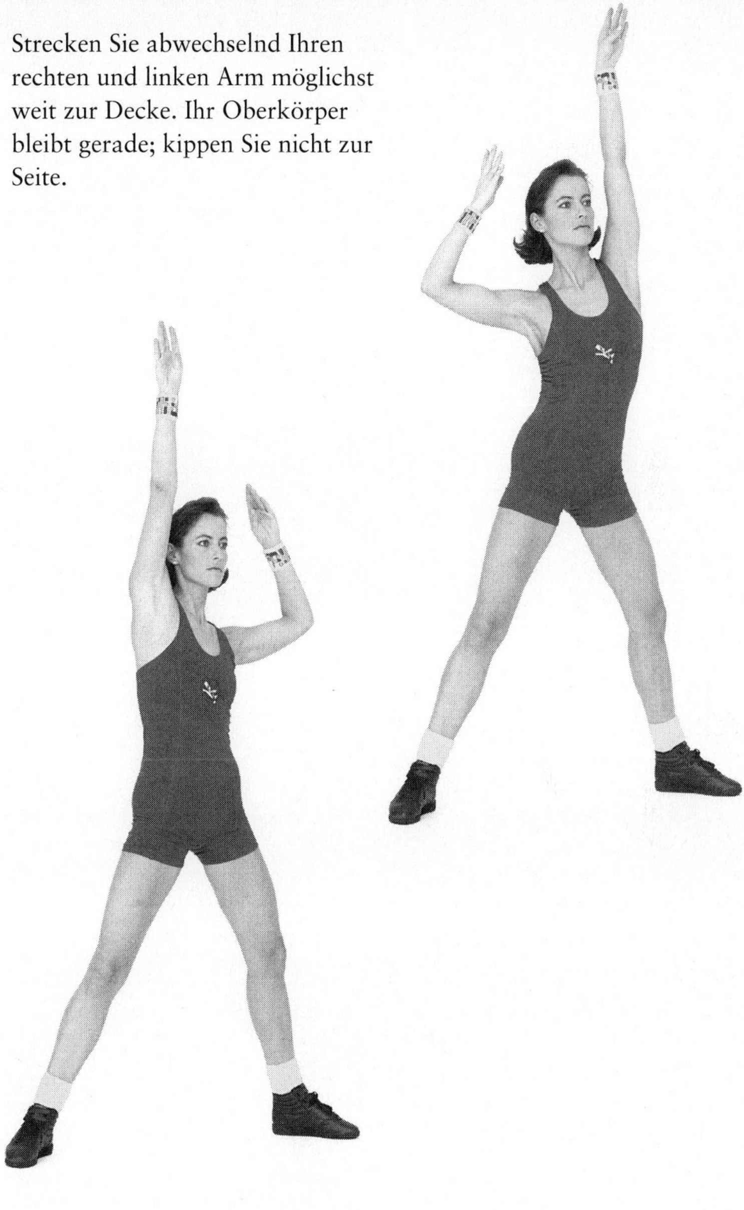

	Stufe 1	Stufe 2
Wdh.	8–10	15–20

Cool-down

Um sich nach dem sicher recht anstrengenden Training wieder geistig und körperlich zu regenerieren, sollten Sie die Cool-down-Übungen immer durchführen. Sie dienen zur Erholung und zum Ausschwemmen von Stoffwechselprodukten und dürfen auf keinen Fall mit einer so hohen Intensität durchgeführt werden, daß Sie sich anschließend erschöpft und müde fühlen. Erholen Sie sich während der Übungen! Hören Sie, besonders während der entspannenden Dehnübungen, in Ihren Körper hinein. Beenden Sie das *Bodytrainer*-Programm so, daß Sie schon Lust auf das nächste Mal verspüren.

Legen Sie sich mit dem oberen Teil des Rückens auf ein Kissen oder eine andere weiche Unterlage. Strecken Sie die Arme, und spüren Sie der Dehnung Ihrer Muskulatur nach. Versuchen Sie, sich ganz bewußt zu entspannen.

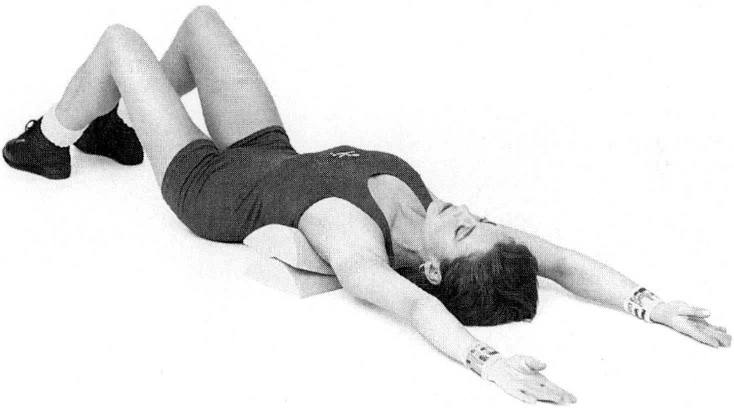

Übungsdauer	Pausen
3mal 30 sec	20 sec

Die Hände fassen sich hinter dem Rücken;
bei gleichzeitigem Rumpfvorbeugen führen Sie sie nun leicht nach hinten-oben.

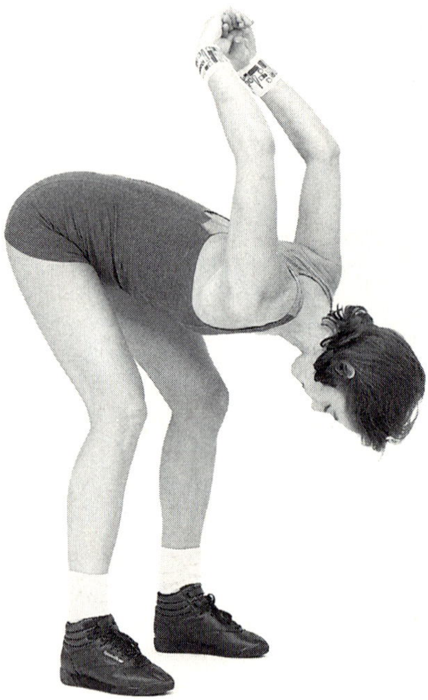

Übungsdauer	Pausen
3mal 20 sec	20 sec

Ausgangsstellung. Heben Sie das Gesäß, und rutschen Sie mit Ihrem Oberkörper nach vorn. Spüren Sie ganz bewußt die Dehnung im Brust-, Arm- und Schulterbereich.

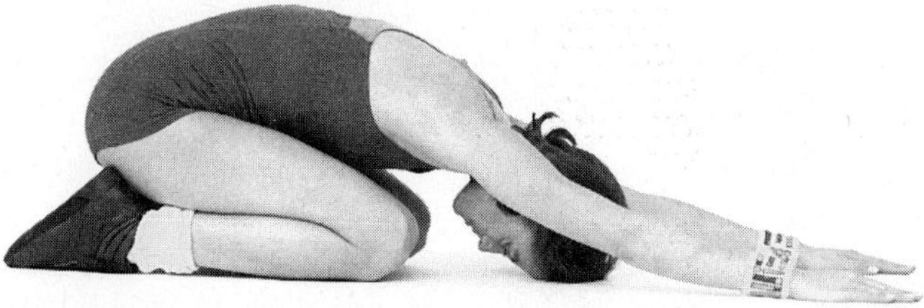

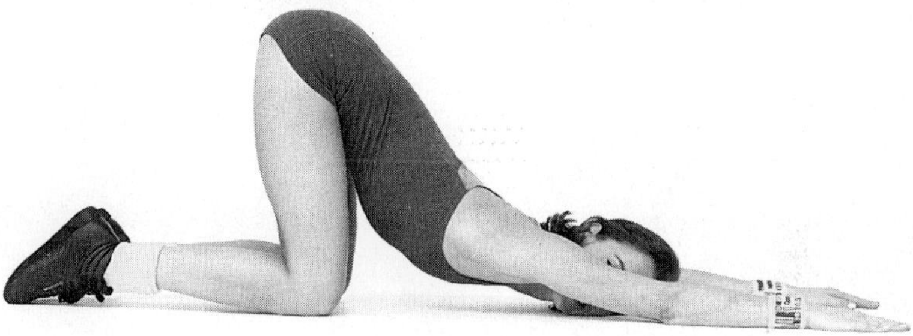

Übungsdauer	Pausen
3mal 20 sec	20 sec

Umfassen Sie mit den Händen die Schienbeine, Ihre Schulterpartie lassen Sie so weit wie möglich nach vorne fallen. Spüren Sie bewußt die Entspannung im Schulter-Nackenbereich.

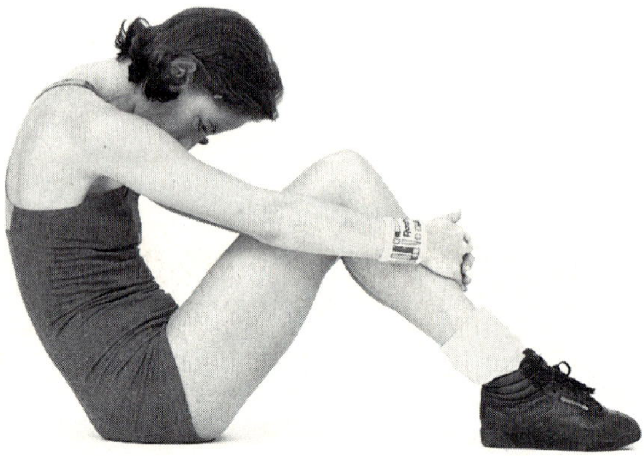

Übungsdauer	Pausen
3mal 30 sec	20 sec

Übungsprogramme

Programme für Stufe 1

Das 10-Minuten-Programm für Anfänger

Warm-up	Der Bodytrainer	Cool-down
1	3	3
4	11	4
6	15	
9	16	
	21	
	22	
	29	
	32	
	45	

Das 20-Minuten-Programm für Anfänger

Warm-up	Der Bodytrainer		Cool-down
1	1	16	1
3	2	21	3
4	3	22	4
7	7	25	
9	8	29	
	11	32	
	12	45	
	14		

Programme für Stufe 2

Das 20-Minuten-Programm für Fortgeschrittene

Warm-up	Der Bodytrainer		Cool-down
1	3	15	1
2	5	21	3
3	8	22	4
4	9	26	
5	11	30	
7	12		
9	14		

Das 30-Minuten-Programm für Fortgeschrittene

Warm-up	Der Bodytrainer			Cool-down
1	1	13	27	1
2	3	14	28	3
3	5	15	31	4
4	8	17	33	
5	9	19	41	
6	11	22	45	
9	12	25		

Programme für Stufe 2

Das 45-Minuten-Programm für Fortgeschrittene

Warm-up	Der Bodytrainer				Cool-down
1	1	14	25	41	1
2	2	15	27	43	2
3	3	16	28	44	3
4	6	18	30	45	4
5	8	19	31		
6	9	20	33		
7	10	21	34		
8	11	22	37		
9	12	23	38		

Die Autorin

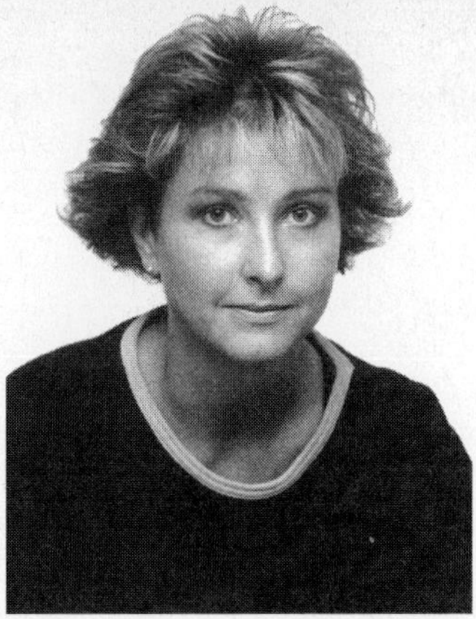

Sabine Letuwnik, Jahrgang 1963, ist staatlich geprüfte Gymnastiklehrerin. Sie sammelte als Fitnesstrainerin zwei Jahre lang Erfahrungen im Ausland. Danach leitete sie ein Fitness-Studio, bevor sie sich mit einem speziellen Frauenstudio selbständig machte. Sabine Letuwnik ist Mutter zweier Kinder.

Die beiden anderen Bodytrainer-Programme in der Reihe rororo sport:

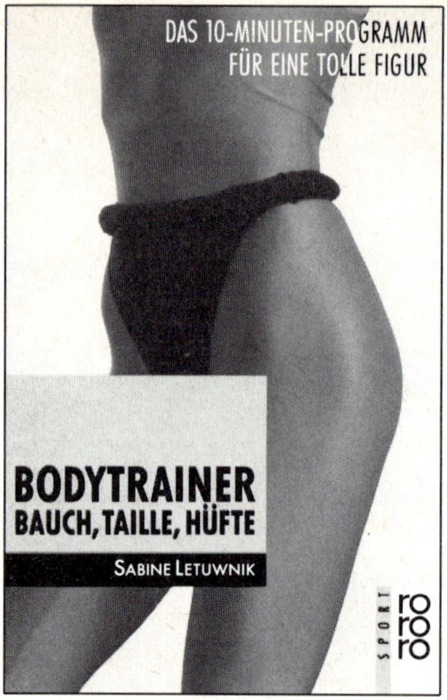

Band 9407

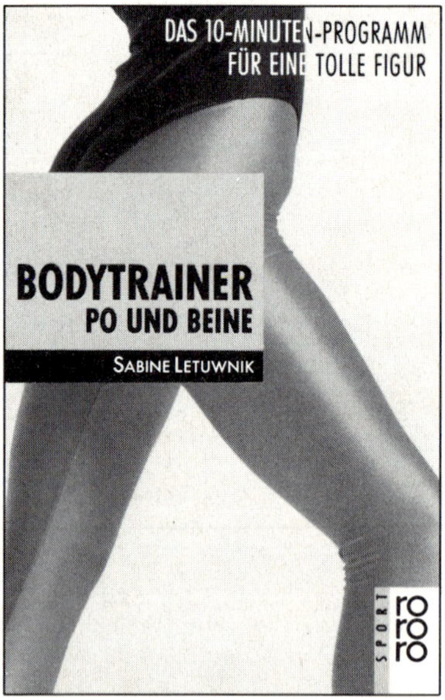

Band 9409